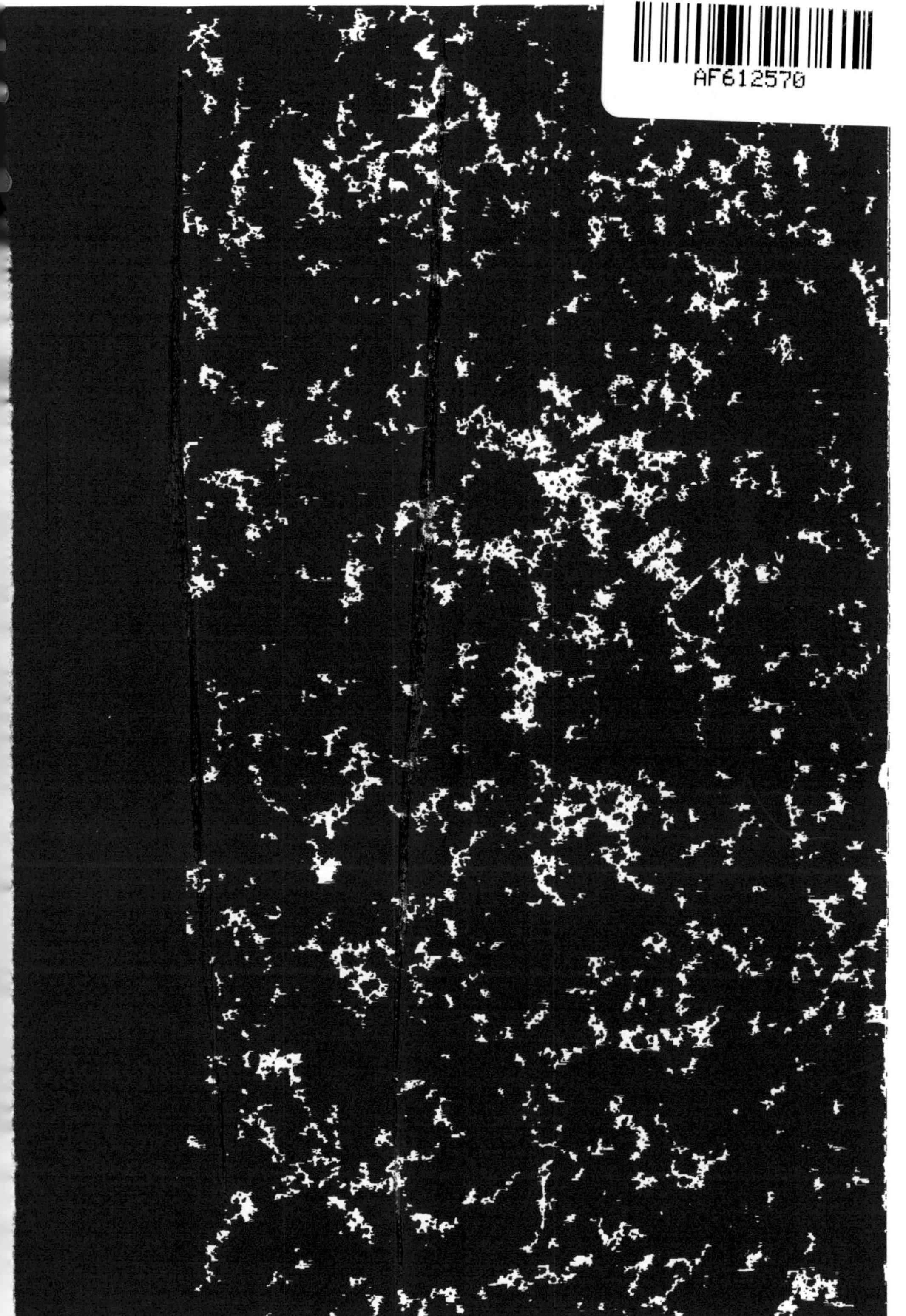

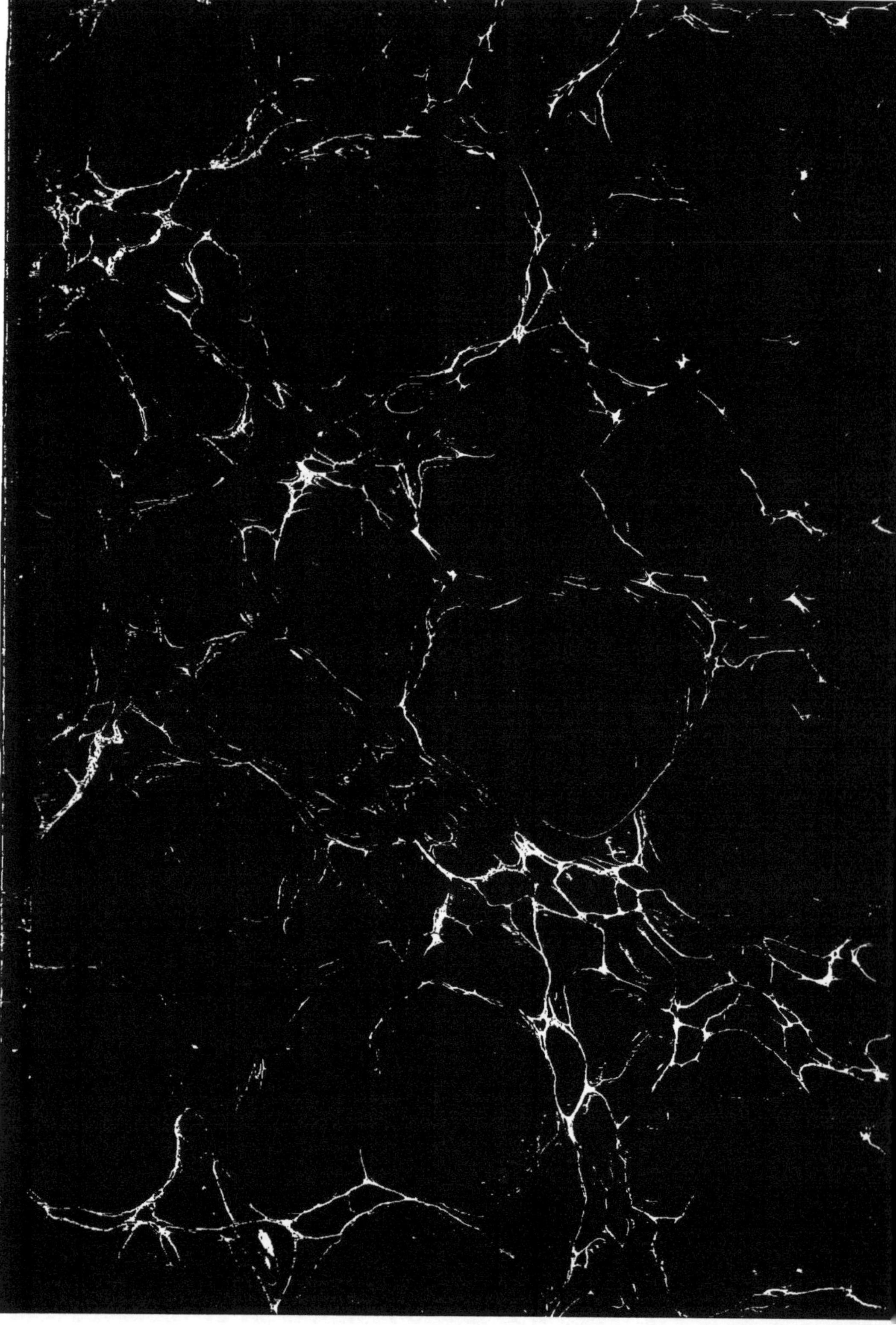

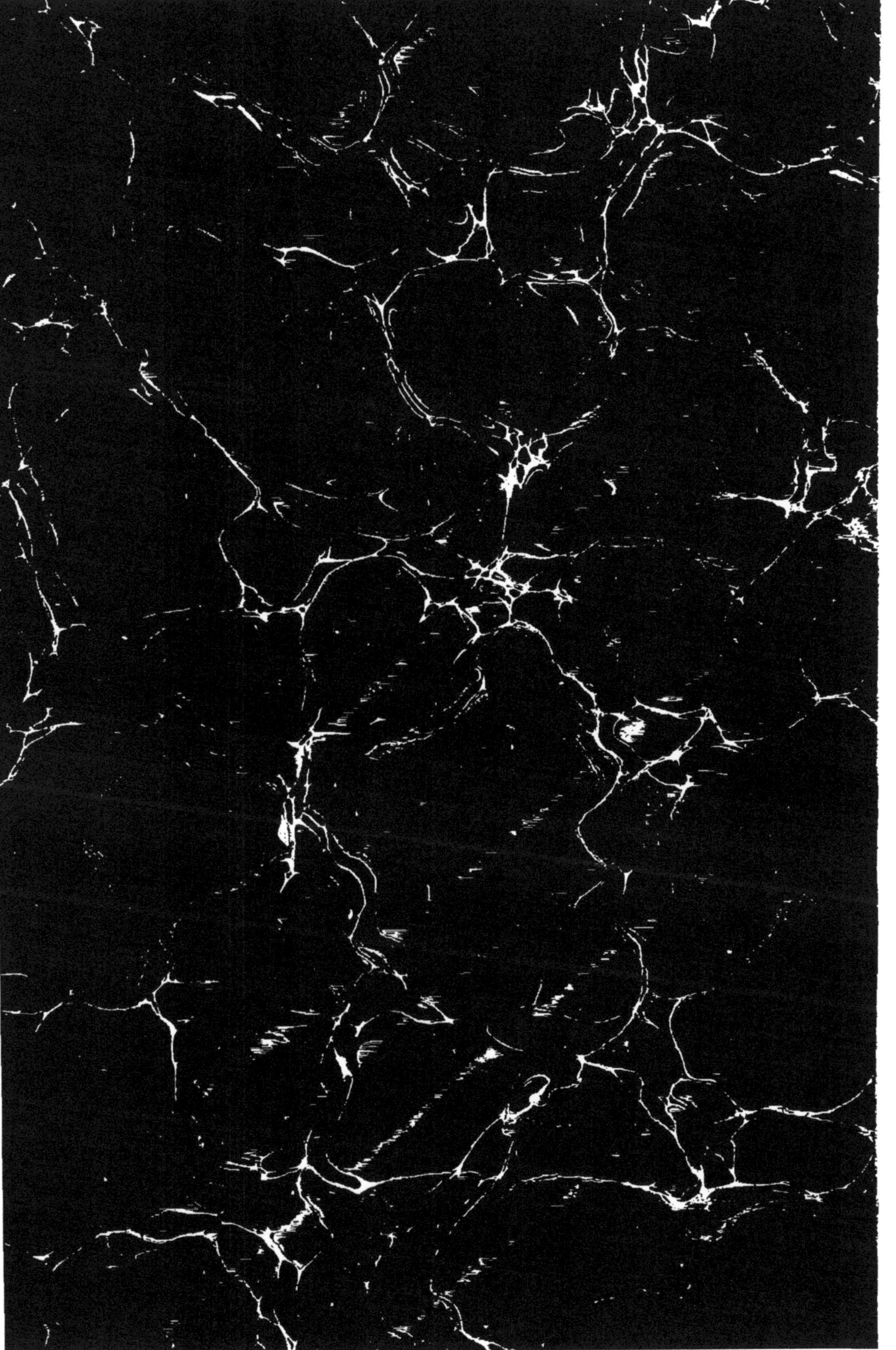

PRÉCIS

D'HISTOLOGIE HUMAINE.

Strasbourg, imprimerie de Veuve Berger-Levrault.

PRÉCIS

D'HISTOLOGIE HUMAINE

PAR

C. MOREL,

PROFESSEUR AGRÉGÉ A LA FACULTÉ DE MÉDECINE DE STRASBOURG,
MEMBRE DE LA SOCIÉTÉ DES SCIENCES NATURELLES DE LA MÊME VILLE.

DESSINS D'APRÈS NATURE

PAR

A. VILLEMIN, D. M.

MÉDECIN AIDE-MAJOR.

PARIS,
J. B. BAILLIÈRE ET FILS,
LIBRAIRES DE L'ACADÉMIE IMPÉRIALE DE MÉDECINE, RUE HAUTEFEUILLE, 19.

MADRID, C. BAILLY BAILLIÈRE, CALLE DEL PRINCIPE, 11.

LONDRES, BAILLIÈRE, REGENT-STREET, 219.

STRASBOURG,
DÉRIVAUX, LIBRAIRE, RUE DES HALLEBARDES, 23.

1860.

TABLE DES MATIÈRES.

INTRODUCTION.

L'histologie a pour objet l'étude des éléments organiques au point de vue de la forme qu'ils revêtent et de l'agencement qu'ils offrent pour constituer les tissus.

L'analyse des éléments qui entrent dans la composition du corps humain, permet de rattacher ceux-ci à l'un des quatre types suivants: 1° substance amorphe, 2° cellule, 3° fibre, 4° substance cristalline.

La substance amorphe est liquide ou solide; sous le premier aspect on la rencontre partout, sous le second elle forme la substance fondamentale de certains tissus.— (Cartilage, os, etc.)

La cellule dans le sens le plus étendu du mot, est une vésicule très-variable de forme et de volume; elle est caractérisée par une enveloppe et un contenu de nature et d'aspect divers.

La fibre variable aussi dans ses dimensions, est homogène dans toute son épaisseur (fibre connective), ou bien elle est constituée par un tube, dont l'enveloppe se distingue parfaitement du contenu (fibre musculaire, fibre nerveuse, etc.)

A l'état physiologique, la substance cristalline n'a été constatée jusqu'à présent chez l'homme que dans l'oreille interne (otolithes) et dans le centre nerveux; encore peut-on bien appeler cristaux, ces concrétions à couches concentriques, qui entrent dans la composition de la glande pinéale ?

CHAPITRE PREMIER.

CELLULES ET ÉPITHÉLIUMS.

ARTICLE 1er. CELLULES. La cellule étant l'organe doué de vie par excellence, l'organe formateur de tous les éléments histologiques, il est de toute nécessité d'en faire l'objet de notre première étude.

Structure de la cellule.

Dans toute cellule parfaitement formée on trouve : d'abord une enveloppe hyaline et tellement mince qu'elle se traduit par une ligne très-déliée, puis un contenu habituellement granuleux et transparent, qui renferme lui-même une autre vésicule à contours généralement plus épais et plus foncés que ceux de la cellule, c'est le *noyau* ou *cytoblaste*. Enfin, au milieu du contenu granuleux de celui-ci, on aperçoit ordinairement une granulation plus volumineuse que les autres et qui représente le *nucléole*. (Pl. I, fig. II, 1, 2, 3. Pl. II, fig. VI—VII. Pl. XIII, fig. I).

Lorsque dans un élément globuleux ou cellule, on ne rencontre pas les parties constitutives que nous venons d'indiquer, on doit conclure que ce corpuscule a déjà subi des transformations, c'est ce que l'on voit, pour ne citer qu'un exemple, dans les globules sanguins (Pl. I, fig. I, 1), et dans les cellules adipeuses (Pl. I, fig. V).

Le contenu de la cellule, avons-nous dit, est habituellement finement granuleux, transparent et de consistance liquide. Quelquefois cependant les granulations transparentes sont remplacées en totalité ou en partie par des grains opaques et très-foncés (granulations pigmentaires), comme on le constate, par exemple, dans les cellules pigmentaires de la choroïde et de l'iris et dans bon nombre de cellules nerveuses (Pl. II, fig. I—II. Pl. XIII, fig. I, 6). Il est des cellules dont le contenu est normalement parsemé de petites vésicules sphériques à contours foncés, très-nets et douées d'un grand pouvoir réfringent; ces petites perles sont constituées par de la graisse libre. Les cellules hépatiques en contiennent en quantité variable et les globules du colostrum en sont remplis (Pl. I, fig. III. Pl. XVIII, fig. VI, 2). Il en est de même pour les cellules des glandes sébacées.

La présence de la graisse libre dans la cellule qui n'en contient pas normalement, annonce sa décomposition prochaine et indique pour le moment un arrêt ou bien une perversion de son fonctionnement physiologique. C'est ce que l'on remarque dans la cellule pulmonaire pendant le développement du tubercule; c'est aussi la lésion anatomique de l'épithélium rénal dans la maladie de Bright. Enfin, l'on constate quelquefois la présence de cristaux dans l'intérieur de la cellule adipeuse (Pl. II, fig. IV).

Lorsque sous le microscope, on traite les cellules et surtout les cellules jeunes par l'acide acétique, on voit bientôt l'enveloppe et le contenu pâlir et le noyau devenir plus apparent; à la longue l'enveloppe se fond et disparaît, mais le noyau conserve sa physionomie. Si, au lieu d'acide acétique, l'on emploie la potasse caustique, même très-étendue, la cellule ne tarde pas à se gonfler, pâlir et à se dissocier dans toutes ses parties, il n'y a que les granulations élémentaires qui paraissent résister à l'action de cet agent chimique.

Formes diverses de la cellule.

Quoique très-variable dans sa forme, la cellule peut cependant être ramenée à l'un des types suivants : 1° Cellule sphérique; 2° cellule polyédrique; 3° cellule lamellaire; 4° cellule cylindrique ou conique; 5° cellule vibratile; 6° cellule fusiforme; 7° cellule étoilée ou rameuse.

Au premier type appartiennent l'ovule et les cellules qui en dérivent immédiatement; les cellules de nouvelle formation chez l'adulte, et en général celles qui nagent dans les liquides. Cellule sphérique.

Le second type comprend : les cellules de la couche moyenne des épithéliums stratifiés; les cellules épithéliales des glandes en grappe et d'une partie des glandes en tube. Les cellules lamellaires ne se remarquent que dans la couche superficielle de l'épiderme et de l'épithélium lingual. Cellules polyédriques et lamellaires.

La couche profonde de presque tous les épitheliums stratifiés, l'épithelium de la muqueuse intestinale de l'abdomen et des glandes en tube qu'elle contient, et celui d'un grand nombre de canaux excréteurs de glandes, sont constitués par des cellules cylindriques ou coniques (Pl. XXIII, fig. II, 3. Pl. XXVI, fig. VI, fig. XI). Cellule conique.

Dans quelques organes (fosses nasales, larynx et arbre bronchique, utérus et oviducte), la partie libre des cellules épithéliales est revêtue d'un petit bourrelet amorphe, lequel supporte un certain nombre d'appendices filiformes, qui sont doués d'un mouvement propre et dirigé dans un sens déterminé; cette espèce de cellules constitue le cinquième type ou cellules vibratiles (Pl. I, fig. VII). Cellule vibratile.

Les cellules fusiformes se rencontrent principalement dans les masses embryonnaires, qui sont en voie de transformation fibreuse; le tissu cicatriciel dérive de cellules semblables; enfin, il est des tumeurs (sarcomes), qui sont presque exclusivement formées de ces éléments (Pl. IV, fig. IV). Cellule fusiforme.

Cellule étoilée.

Le dernier type comprend les cellules qui offrent des prolongements tubuleux ou filiformes, en conformité avec leur enveloppe. [Le plus grand nombre des cellules des ganglions et des centres nerveux, les cellules de la face externe de la choroïde, les cellules osseuses, les cellules plasmatiques] (Pl. XIII, fig. I. Pl. II, fig. II. Pl. V, fig. IV. Pl. III, fig. IV).

Toute cellule dérive d'une cellule préexistante. Jusqu'à présent chez l'homme on n'a observé que deux modes de génération cellulaire : la génération endogène et la génération par scissure.

Formation de la cellule.

Dans la génération endogène les métamorphoses ne s'opèrent pas toujours d'après le même mode; quelquefois le noyau de la cellule primitive donne naissance à deux noyaux secondaires, qui deviennent libres après la disparition de leur enveloppe commune, puis chacun de ceux-ci entraîne une certaine portion du contenu granuleux de la cellule et s'en revêt; bientôt après la surface de cette sphère enveloppante (Kolliker) s'organise en membrane et la cellule de nouvelle formation est constituée (segmentation du vitellus).

Dans d'autres cas, les jeunes noyaux, au lieu d'apparaître dans l'intérieur du noyau primitif, naissent directement du contenu de la cellule primordiale et l'achèvement des cellules secondaires paraît se faire comme précédemment [moelle osseuse du fœtus] (Pl. VI, fig. IV).

Le mécanisme de la génération par scissure a lieu de la manière suivante :

Le noyau primitif se divise en deux noyaux secondaires ou bien deux noyaux apparaissent primitivement dans la cellule; ensuite celle-ci s'étrangle entre les deux noyaux et finit par se rompre en cet endroit, de sorte qu'après cette dernière métamorphose on aperçoit deux cellules de nouvelle formation (cellule cartilagineuse, cellule épithéliale de l'intestin).

ARTICLE 2. ÉPITHÉLIUMS. Les épithéliums sont des membranes ordinairement très-minces et constituées exclusivement par l'élément cellulaire. On les rencontre sur toutes les surfaces libres que présente l'organisme; ainsi toute la surface de la peau est revêtue d'un épithelium ou épiderme, et il en est de même pour les membranes muqueuses, séreuses, synoviales, glanduleuses, et enfin la tunique interne des vaisseaux sanguins et lymphatiques.

Eu égard à la forme des éléments, qui constituent les épithéliums, ceux-ci se rangent en trois groupes : 1° épithélium polyédrique; 2° cylindrique ou conique; 3° vibratile.

Quant à l'agencement des cellules épithéliales, celles-ci sont simplement étalées en une seule lame, ou bien elles forment des couches multiples superposées les unes aux autres; à la première disposition correspond *l'épithélium simple*, à la seconde *l'épithélium stratifié.*

On a trop négligé jusqu'à présent la cellule et les épithéliums; cependant il n'est pas d'élément plus important à quelque point de vue qu'on l'étudie. En effet, n'est-ce pas la cellule qui donne naissance à tous les tissus normaux et à tous les produits pathologiques organisés ? Et parmi ces derniers, ceux qui résistent avec le plus de ténacité à nos moyens thérapeutiques ne sont-ils pas composés presque exclusivement de globules ?

D'un autre côté, si l'on jette un coup d'œil sur la puissance *métabolique* des organes, ne remarque-t-on pas que plus ils sont riches en globules et plus ils sont doués de vitalité ? Tandis que la fibre et ses organes ou les parties d'organes qu'elle constitue, n'ont qu'un rôle purement mécanique.

CHAPITRE II.

FIBRES CONNECTIVES ET TISSU CONNECTIF.

Les éléments essentiels du tissu conjonctif sont représentés par des fibres et des cellules; les premières sont de deux espèces, à savoir : les fibres connectives proprement dites et les fibres élastiques ; les secondes, peu volumineuses, habituellement étoilées, quelquefois fusiformes, ont reçu le nom de cellules plasmatiques. (Virchow.)

Fibre connective. Les fibres connectives s'offrent sous l'aspect de linéaments tellement fins, qu'il est impossible d'en mesurer l'épaisseur. Ordinairement réunies en faisceaux, elles marchent parallèlement les unes aux autres, en décrivant de légères ondulations. Dans certains organes, les tendons, par exemple, tous les faisceaux de fibres connectives sont parallèles entre eux (Pl. III, fig. I; fig. III, 1; Pl. IV, fig. I, 1 ; fig. II, 1). Dans les aponévroses, le derme, les muqueuses, les synoviales et les séreuses, ils se croisent, et constituent ainsi un feutrage plus ou moins condensé (Pl. II, fig. IX). Il est facile de constater ces faits, en examinant une petite lamelle, détachée au hasard sur une aponévrose ou bien coupée sur un tendon, en suivant la direction de son axe.

Fibre élastique. Les fibres élastiques ont un volume plus considérable que les précédentes ; les plus petites mesurent $^1/_{900}$ millimètre de largeur ; mais elles peuvent atteindre jusqu'à $^1/_{100}$ millimètre (tunique élastique des veines, Pl. XVI, fig. IV, 1). Leurs contours sont nettement tracés par une seule ligne noire et épaisse, ou bien, et le plus habituellement, par deux lignes foncées, entre lesquelles on remarque une substance tout à fait anhiste et transparente. Ces fibres offrent en outre des divisions nombreuses, qui se dirigent en tous sens, et forment, en s'unissant les unes aux autres, un réseau fibreux plus ou moins serré. Ordinairement les principales branches d'un faisceau de fibres élastiques marchent parallèlement, c'est ce qu'on observe, par exemple, dans les ligaments jaunes (Pl. III, fig. V, 1) ; mais les branches latérales secondaires décrivent des ondulations très-prononcées, et le plus souvent s'enroulent sur elles-mêmes à la façon de cheveux frisés (Pl. III, fig. V, 2 ; Pl. XV, fig. VI, 1).

D'après cette description, il n'est pas possible de confondre les fibres élastiques avec les fibres connectives ; mais, à l'aide de certains réactifs chimiques, il est également facile d'établir des caractères distinctifs entre les deux espèces de fibres. Ainsi, en traitant les fibres connectives par l'acide acétique, elles deviennent tellement pâles qu'elles disparaissent à la vue, et, plus tard, se dissolvent dans le liquide ; les mêmes effets ont lieu, et d'une manière plus rapide, si on emploie la potasse caustique étendue. Ces mêmes réactifs n'ont aucune action sur les fibres élastiques ; on emploie même la potasse caustique étendue pour préparer celles-ci à l'état de pureté. Il suffit pour cela de plonger, pendant quinze à vingt minutes, un fragment de ligament jaune dans de l'eau bouillante contenant de la potasse. Tous les éléments qui entrent dans la composition du ligament se dissolvent, à l'exception cependant des fibres élastiques qui restent intactes.

L'élément cellulaire du tissu connectif (cellule plasmatique) n'est bien connu que depuis peu ; c'est Virchow qui, le premier, en a bien déterminé la nature, et qui surtout en a fait connaître l'importance au point de vue de la physiologie pathologique.

Cellule plasmatique.

Les cellules plasmatiques se présentent sous la forme de petits corps quelquefois fusiformes, mais le plus habituellement étoilés, à contours nets et unis les uns aux autres par leurs prolongements, de manière à constituer un réseau analogue à celui qui existe entre les cellules osseuses (Pl. III, fig. II, 1 ; fig. III, 2; fig. IV, 3). Dans les tendons, les cellules plasmatiques sont disposées en séries longitudinales entre les faisceaux de fibres connectives (Pl. III, fig. II et III; Pl. IV, fig. I). Dans le derme et les muqueuses, elles sont disséminées d'une façon plus ou moins régulière. Lorsqu'on étudie ces éléments sur les tendons, il faut faire des coupes longitudinales et des coupes transversales. Au moyen des coupes longitudinales, on voit bien la disposition de cellules en séries longitudinales; mais c'est à l'aide des coupes transversales que l'on constate bien la forme étoilée de ces éléments (Pl. III, fig. IV, 3).

La cornée est peut-être l'organe le plus favorable à l'étude de la cellule plasmatique ; en effet, toute la portion de la lame cornéale, comprise entre les deux couches épithéliales antérieure et postérieure, est constituée par une substance amorphe, au milieu de laquelle on distingue une quantité considérable de cellules étoilées placées régulièrement sur des lignes concentriques et parallèles aux surfaces de la membrane oculaire. Les prolongements des cellules, nombreux et dirigés en tous sens, s'anastomosent et forment un réseau très-élégant. Il faut avoir soin de traiter la coupe par l'acide acétique très-étendu ; car, si ce réactif est trop concentré, les prolongements pâlissent, et les cellules se traduisent sous forme de simples fuseaux (Pl. II, fig. V).

Physiologiquement elles peuvent se métamorphoser en cellules cartilagineuses, comme on le voit dans certains tendons chez les vieillards (extrémité inférieure du tendon d'Achille, noyau cartilaginiforme du tendon du long péronier). Cette métamorphose a lieu par la disparition des prolongements rameux et la formation d'une enveloppe extérieure, représentant la capsule cartilagineuse (Pl. IV, fig. 1, 2; fig. II, 2). Elles se transforment aussi directement en cellules osseuses dans le périoste, en se revêtant de calcaire ; c'est également aux dépens des mêmes cellules que les nouvelles couches osseuses se forment dans la périostite. L'opacité sénile de la cornée nous paraît produite par l'apparition de graisse libre dans l'intérieur des cellules plasmatiques. Enfin, les recherches de Virchow tendent à démontrer que tous ou presque tous les produits pathologiques organisés qui se développent dans les mailles du tissu conjonctif, ont pour point de départ les cellules plasmatiques.

Tissu conjonctif.

Le tissu connectif ou conjonctif résulte de l'union, en proportion variable, des trois éléments que nous venons d'étudier, et de leur mélange avec une quantité, variable aussi, de vaisseaux et de nerfs. Mais il faut remarquer que ces derniers éléments n'entrent qu'accessoirement dans la composition du tissu. Ainsi les vaisseaux que l'on rencontre dans certaines membranes ne sont là que par

Vaisseaux.

accident et dans un but tout autre que celui de la nutrition; c'est ce que l'on observe, par exemple, dans la muqueuse intestinale, où la richesse vasculaire est en rapport avec la fonction de l'absorption : il en est de même pour certaines régions de la peau, où de très-nombreux vaisseaux sont établis comme calorifères.

Au milieu de la trame conjonctive, les phénomènes de nutrition sont fort lents. La simple diffusion du liquide nutritif, échappé de vaisseaux plus ou moins éloignés, suffit à l'entretien des éléments qui composent le tissu. On se convaincra de cette vérité en examinant la structure des tendons et de la cornée. Il est peu d'organes aussi pauvres en vaisseaux que les premiers, et la seconde en est totalement dépourvue. Il faut donc que le liquide nourricier les pénètre par simple imbibition, ou bien leur arrive par le réseau des cellules plasmatiques.

Nerfs. Les nerfs appartenant en propre au tissu conjonctif sont très-rares; certaines membranes en contiennent, il est vrai, une quantité considérable; mais leur présence ne se rattache nullement à la nutrition ou à la sensibilité générale de la trame fibreuse qui les loge. L'étude comparative de la distribution nerveuse dans les tendons et certaines régions de la peau confirme cette manière de voir. On peut donc dire que le tissu connectif n'a que des rapports éloignés avec les vaisseaux et les nerfs; leur mélange n'est pas intime; en un mot, il joue à leur égard, simplement le rôle de soutien mécanique.

Distribution. Le tissu connectif se rencontre à peu près partout sous forme de faisceaux, ou étalé en membranes. C'est lui qui rattache les parties d'organe et les organes les uns aux autres; à lui seul il constitue les tendons, les ligaments, les aponévroses, le périoste, le périchondre, la dure-mère, la pie-mère et la première coque de l'œil. Sous l'aspect lamellaire, et revêtu d'épithélium, il forme les séreuses, les synoviales, les muqueuses, la peau et la membrane fondamentale de la plupart des glandes.

Le tissu muqueux, c'est-à-dire le tissu constitué par une substance fondamentale amorphe, dans laquelle se trouvent disséminées des cellules étoilées en plus ou moins grand nombre, nous paraît être du tissu connectif à l'état embryonnaire. (Gélatine de Warthon, corps vitré.)

Les fibres connectives se développent aux dépens de cellules embryonnaires, qui s'allongent d'abord, se soudent bout à bout, puis offrent une division fibrillaire de leur contenu, comme on le voit dans la figure III, pl. IV, de sorte que chaque série de cellules soudées donne naissance à un faisceau de fibres connectives. Pendant que le plus grand nombre des cellules primordiales se métamorphose en fibres connectives, quelques-unes d'entre elles prennent une forme étoilée, s'unissent par leur prolongement, et produisent, après la disparition de leurs noyaux, les fibres élastiques. Les cellules plasmatiques ne sont autres que ces petits corps étoilés avant leur dernière transformation en fibres élastiques. Développement.

Le mode de développement des fibres conjonctives indiqué plus haut est le plus généralement admis ; cependant nous avons pu en constater deux autres, que nous croyons peu connus et qui méritent d'être décrits, parce qu'ils s'éloignent sensiblement du précédent. Un fibrome de la dure-mère, d'aspect encéphaloïde, présente, dans ses parties les plus molles, des cellules ovales ou fusiformes, ajustées bout à bout en séries longitudinales (Pl. IV, fig. IV, 2). Mais, dans les parties plus solides de la même tumeur, là où l'on constate à l'œil nu des traces de fibres, les cellules s'allongent et s'effilent de plus en plus, tandis que le corps de ces organes s'amincit dans les mêmes proportions, et que le noyau, comprimé sans relâche, s'étiole et finit par disparaître. Pendant ce temps, les cellules, qui sont en rapport par leurs extrémités, se soudent entre elles, et achèvent ainsi la transformation fibreuse. Mais, chose essentielle à noter, c'est que le contenu de la cellule ne se divise nullement, de sorte que chaque série de cellules soudées ne forme qu'une seule fibre et non un faisceau de fibrilles (Pl. IV, fig. IV, 3).

L'autre mode de développement du tissu connectif, qu'il nous a été donné d'observer sur un fibrome de l'utérus, se rapporte à la formation de la fibre par métamorphose de noyaux libres. Sur certains points de la tumeur, on aperçoit un amas de noyaux sphériques ou ovales plongés dans une substance amorphe. Leurs contours sont très-nets et foncés; de fines granulations constituent leur contenu, et sont groupées quelquefois de façon à former un nucléole. Très-rarement il existe en dehors de ces noyaux un contour indiquant trace de cellules; ils mesurent en moyenne $^{1}/_{200}$ millimètre (Pl. IV, fig. V).

Dans d'autres points, on remarque que ces noyaux s'allongent de plus en plus, en serpentant dans le blastème qui les entoure, et qu'enfin ils se soudent par leurs extrémités, pour former une fibre unique par chaque série longitudinale (Pl. IV, fig. VI et VII). Pendant cette évolution du noyau, le blastème ne change pas d'aspect, et ne se fendille pas pour produire des fibres à son tour. Il se résorbe en partie, et ce qu'il en reste, sert de substance naissante.

Enfin, certains observateurs prétendent que la substance amorphe peut se fendiller et produire ainsi des fibres connectives. Jusqu'à présent nous avons cherché vainement ce mode de formation ; du reste, il nous répugne d'admettre qu'un produit morphologique naisse spontanément au milieu d'une substance anhiste.

CHAPITRE III.

CARTILAGES. — OS. — DENTS.

Article 1er. Cartilages. Des cellules, possédant une physionomie spéciale et une substance fondamentale, forment, par leur mélange, le tissu cartilagineux. La substance fondamentale est amorphe ou bien fibreuse ; de là deux espèces de cartilages : le cartilage vrai et le fibrocartilage.

La cellule, parfaitement formée, telle qu'on la trouve, par exemple, dans le centre d'un cartilage costal d'adulte, est ordinairement sphérique ou polyédrique et assez volumineuse ($^1/_{40}$-$^1/_{33}$ millimètre). Elle se compose d'une enveloppe et d'un contenu granuleux transparent, qui n'offrent rien de particulier ; mais presque toujours le noyau est infiltré et rempli de grosses perles graisseuses, de sorte que le nucléole disparaît à l'œil de l'observateur (Pl. V, fig. I). Quelquefois même la graisse envahit le contenu granuleux de la cellule à tel point que celle-ci ressemble à une vésicule remplie par une goutte d'huile. Dans les cartilages de l'enfant et à la périphérie des cartilages de

Cellule cartilagineuse.

l'adulte, les cellules, plus petites, ont habituellement une forme allongée, et renferment fort peu de graisse libre, surtout chez le fœtus.

Mais ce qui donne à la cellule cartilagineuse son caractère typique, c'est la présence d'une membrane anhiste ou capsule, qui l'enveloppe de toute part, et qui se confond, par sa face externe, avec la substance fondamentale. Quelquefois la capsule ne renferme qu'une cellule, comme on le voit surtout dans les couches superficielles des cartilages (Pl. V, fig. II). Le plus souvent elle en contient plusieurs, mais rarement au delà de cinq à six (Pl. V, fig. I).

Substance fondamentale.

La substance fondamentale du cartilage vrai est constituée par une masse dure, élastique et sans la moindre structure apparente. Chez le vieillard et quelquefois même chez l'adulte, elle s'infiltre de graisse libre et se fendille souvent, ce qui a fait croire à la formation spontanée de fibres dans une substance amorphe. Mais, en réalité, ce ne sont pas plus des fibres que les linéaments granulés de la fibrine auxquels elles ressemblent tout à fait. Les cartilages costaux offrent souvent cette atrophie ou métamorphose graisseuse, qui se traduit à l'œil nu par une tache blanc mat ou jaune rougeâtre.

Tissu cartilagineux.

Le tissu cartilagineux se compose exclusivement des deux éléments que nous venons d'étudier. Dans les cartilages de l'adulte on ne rencontre ni nerfs ni vaisseaux. Ces derniers se montrent, il est vrai, dans quelques cartilages ; mais c'est pendant la période embryonnaire et dans ceux qui se métamorphosent en substance osseuse, comme nous le verrons plus tard. Ainsi, une substance fondamentale amorphe, creusée d'excavations tapissées d'une membrane et renfermant des cellules : telle est, en quelques mots, la structure du cartilage vrai.

Les cartilages sont enveloppés par une membrane que l'on appelle le périchondre. Des fibres connectives, mélangées avec des fibres élastiques fines, forment la trame de l'enveloppe, dans l'épaisseur de laquelle on trouve en outre de très-rares fibres nerveuses, des vaisseaux en quantité variable et des cellules plasmatiques. Ces dernières sont accumulées principalement dans les couches profondes du périchondre, et un fait digne de remarque, c'est que les plus voisines du cartilage sont tout à fait semblables aux cellules cartilagineuses (Pl. V, fig. II). D'après cela, n'est-on pas en droit de conclure que l'accroissement du cartilage se fait aussi par métamorphose des cellules plasmatiques du périchondre ?

Périchondre.

Le contact entre le cartilage et l'os est immédiat ; on ne trouve pas de substance particulière qui leur soit interposée. Les deux surfaces en rapport sont couvertes d'aspérités, et elles s'engrènent l'une dans l'autre. Pendant longtemps on a cru que la surface libre du cartilage articulaire était recouverte d'une membrane dépendant de la synoviale. L'examen direct de la surface du cartilage démontre que celle-ci est à nu dans l'articulation ; elle n'est pas même recouverte par l'épithélium de la synoviale. Il faut donc renoncer à décrire les synoviales comme des sacs membraneux sans ouverture, et tapissant toute la surface des cavités articulaires. Les synoviales recouvrent tout simplement la face interne des capsules articulaires, ou, pour dire plus vrai, la membrane synoviale n'est autre chose que la capsule articulaire revêtue de son épithélium. Il est bien entendu que l'on trouve aussi une couche épithéliale sur la face libre des ligaments interarticulaires.

Rapport du cartilage et de l'os.

Cartilage articulaire.

Dans la classe des cartilages vrais viennent se ranger : le squelette cartilagineux de l'embryon, les cartilages cos-

Distribution.

taux, articulaires, nasaux, thyroïdiens, cricoïdiens, aryténoïdiens, trachéens et bronchiques.

Fibro-cartilage.

Le fibro-cartilage ne diffère du cartilage vrai que par la substance fondamentale, qui, au lieu d'être amorphe, est fibreuse. Les fibres qui la composent sont de nature élastique, au moins pour la plupart des fibro-cartilages (Pl. V, fig. III). Les disques intervertébraux et les ménisques du genou seuls nous ont paru faire exception à cet égard ; leur substance fondamentale est presque exclusivement constituée par des fibres connectives.

Les cartilages de Wrisberg, de Santorini, de l'épiglotte, du pavillon de l'oreille de la trompe d'Eustache, les disques intervertébraux et les ménisques du genou, composent la classe des fibro-cartilages.

Développement.

Le cartilage, ainsi que les autres tissus, dérive des cellules embryonnaires. Celles qui doivent se métamorphoser en cellules cartilagineuses sécrètent à leur surface une membrane enveloppante, qui devient la capsule, pendant qu'il se dépose entre les éléments globuleux une substance unissante amorphe, qui représente la substance fondamentale. Quant au développement du fibro-cartilage, une partie seulement des cellules embryonnaires se métamorphose ainsi qu'il vient d'être dit, tandis que les autres se transforment en fibres élastiques et connectives.

L'accroissement des cartilages se fait d'une part par multiplication endogène des cellules (multiplication par scission), et, d'une autre part, par apposition de nouvelles couches à leur surface. Nous avons dit tout à l'heure que les cellules plasmatiques du périchondre forment ces nouvelles couches.

On n'a pas constaté la régénération du tissu cartilagineux ; pathologiquement, il se produit par métamorphose des cellules plasmatiques.

Des lamelles très-minces, que l'on détache des cartilages avec un rasoir, suffisent pour l'étude des éléments et du tissu cartilagineux.

Article 2. Os. Les préparations nécessaires pour l'étude des os consistent à faire avec la scie des sections osseuses en tous sens, de manière à obtenir des lamelles aussi minces que possible. Ensuite on use ces lamelles entre deux pierres-ponces, que l'on humecte de temps en temps ; enfin, quand elles sont suffisamment minces, on les frotte encore sur une pierre fine à rasoir, afin de polir leurs surfaces. Il est bon aussi d'examiner comparativement des trabécules très-minces, que l'on détache de la substance réticulée des os, et que l'on place simplement entre deux plaques de verre avec quelques gouttes d'eau.

Quelle que soit la lamelle osseuse que l'on soumette à Structure de l'os
l'examen microscopique, il y a deux éléments qui se présentent toujours, et qui, à eux seuls, forment la substance osseuse proprement dite ; ce sont : la cellule osseuse et la substance fondamentale. Celle-ci est constituée par une masse blanche, amorphe, opaque ou transparente, selon son épaisseur plus ou moins considérable. Des sels calcaires et une substance organique collagène en forment la composition chimique.

Les cellules osseuses (corpuscules osseux, ostéo-plastes) rappellent la physionomie des cellules plasmatiques étoilées. Ce sont des petits corps fusiformes légèrement aplatis dans un sens et mesurant en moyenne $\frac{1}{80}$ $\frac{1}{60}$ millim. dans leur plus grand diamètre. De leur pourtour se détachent des linéaments qui rayonnent en tous sens, s'anastomosent entre eux et avec ceux des cellules voisines. Au moyen d'un grossissement de 350 à 400, on voit distinctement que ces appendices filiformes des cellules osseuses sont des

2

canalicules limités par deux lignes très-nettes; de plus, leur mode de communication devient très-apparent (Pl. V, fig. IV). Les trabécules les plus minces de la substance réticulée des os et le cément dentaire n'ont pas d'autres éléments constitutifs; mais il n'en est pas de même pour la substance compacte et les trabécules osseuses d'une certaine épaisseur.

Si par exemple on place sous le microscope une coupe en travers, d'un os long, on est frappé d'abord d'un certain ordre dans la disposition des cellules. En effet, elles sont groupées d'une façon très-régulière et selon des lignes concentriques autour d'une large ouverture qui représente la section transversale d'un canal vasculaire ou canal de Havers. La même coupe fait voir les nombreuses communications entre ce canal vasculaire et les canalicules des cellules osseuses. Dans les os longs les canaux de Havers marchent parallèlement à l'axe du corps de l'os et s'anastomosent entre eux de distance en distance par des branches transversales (Pl. VI, fig. I, 1, 2, 3). Dans les os courts et les os plats ils ont aussi une direction déterminée et s'anastomosent de la même manière. Ces petits canaux, qui logent les vaisseaux nourriciers, sillonnent en tous sens la substance fondamentale des os et s'ouvrent soit à leur surface, soit dans leurs cavités médullaires.

Au point de vue de la nutrition des os il ne faut pas oublier les nombreuses communications que nous venons de constater entre les canaux de Havers et les canalicules osseux, communications qui permettent à ceux-ci de venir puiser le liquide nutritif échappé des vaisseaux, et de le transporter dans toutes les branches du réseau qu'ils constituent en commun avec les cellules osseuses.

Périoste. L'enveloppe fibreuse des os ou périoste ressemble dans sa structure au périchondre : c'est un feutrage de fibres connectives et élastiques, traversé par quelques nerfs et un grand nombre de vaisseaux et parsemé de cellules plasmatiques qui jouent, comme nous le verrons, un rôle important dans la formation des os et leur accroissement (Pl. VI, fig. V).

Cavités médullaires.

Les cavités médullaires sont en rapport immédiat avec la moelle osseuse; leurs parois ne sont point tapissées par une membrane particulière; en un mot, il n'existe pas de membrane médullaire ou de perioste interne. On a pris à tort pour cette membrane quelques rares faisceaux conjonctifs qui servent de support aux vaisseaux, ainsi qu'aux cellules de la moelle.

Moelle osseuse.

On trouve la moelle dans les canaux et les cavités médullaires seulement; les canaux de Havers n'en contiennent pas, et on n'en trouve pas non plus dans les canalicules osseux. Chez le fœtus elle est rosée et assez consistante; chez l'adulte elle ne présente ces caractères que dans les petites cavités de la substance spongieuse et dans les os courts et plats; dans le canal médullaire des os longs et dans les grandes cavités de la substance réticulée, la moelle est au contraire jaunâtre et presque diffluente. De là deux espèces de moelle qui diffèrent par leurs caractères physiques et aussi par leurs éléments histologiques. La moelle rouge ou moelle fœtale est constituée par un amas de cellules sphériques renfermant des granulations fines et un noyau volumineux; quelques-unes d'entre elles sont multinucléaires et acquièrent un volume considérable, $^{1}/_{20}$-$^{1}/_{15}$ millim. Remarquons en passant que les cellules de la moelle rouge ne diffèrent en rien de certaines cellules qu'on a voulu donner comme caractéristiques des produits cancéreux. Un grand nombre de vaisseaux traversent la moelle rouge soutenus comme nous l'avons déjà dit, par des faisceaux délicats de fibres connectives.

Les cellules de la moelle jaune sont de simples vésicules remplies de graisse liquide, c'est-à-dire qu'elles ne sont autres que des vésicules adipeuses. Dans quelques-unes d'entre elles on remarque encore un noyau, il y en a même qui se rapprochent davantage du type des cellules de la moelle rouge, de sorte que l'on peut passer d'un type à l'autre par une série de transitions et constater que la cellule de la moelle rouge devient cellule de la moelle jaune, en subissant la métamorphose graisseuse. La moelle jaune est beaucoup moins riche en vaisseaux que l'autre.

Artères et nerfs.

Les artères viennent du périoste; les unes, les plus fines, pénètrent dans la substance compacte des os et offrent la même distribution que les canaux de Havers, dans lesquels elles sont logées; les autres, plus volumineuses et connues sous le nom d'artères nourricières, s'engagent dans des canaux particuliers et arrivent ainsi dans les cavités médullaires, où elles fournissent à la moelle, tout en s'anastomosant avec les artères précédentes. Habituellement les veines ont le même calibre et le même trajet que les artères correspondantes; d'autres fois elles ont une distribution particulière et leur volume est considérable (sinus des corps vertébraux et des os de la voûte crânienne). Jusqu'à présent on n'a pas démontré de lymphatiques dans les os. Les nerfs, qui sont assez nombreux, accompagnent ordinairement les artères et donnent à la substance osseuse, ainsi qu'à la moelle; avant de pénétrer dans les os, ils abandonnent quelques rameaux au périoste. Leur terminaison par des extrémités libres paraît probable.

Développement de l'os.

Le développement des os s'opère de deux manières : par

transformation du squelette cartilagineux de l'embryon et par métamorphose des couches profondes du périoste.

Pour étudier le premier mode de développement, il faut pratiquer avec un rasoir des coupes très-minces au niveau de la ligne de jonction de l'os et du cartilage. En examinant la substance cartilagineuse, on remarque d'abord que les cellules sont placées en séries parallèles et longitudinales et que toutes n'ont pas la même physionomie. Les unes, en effet, ne diffèrent pas des cellules cartilagineuses normales, tandis que les autres offrent déjà des changements de forme qui portent sur le noyau. Celui-ci, par son contour irrégulier et muni de prolongements nombreux, ressemble beaucoup à la cellule osseuse. Il est plongé dans une substance finement granulée et limitée par une ligne pâle, mais nullement plissée (enveloppe de la cellule); en dehors de cette ligne on en rencontre une autre qui la circonscrit de très-près et qui représente les limites de la capsule cartilagineuse (Pl. VI, fig. III, 2, 3, 4). D'après ces données il faut donc admettre que le petit corps étoilé correspond bien au noyau de la cellule cartilagineuse.

Le développement de l'os s'achève par l'allongement des appendices filiformes et canaliculés des noyaux, leur ramification et leurs anastomoses avec les canalicules voisins, et en même temps par l'apport des sels calcaires qui imprègnent la substance fondamentale et le contenu des cellules cartilagineuses. La cellule ou plutôt son enveloppe ne disparaît pas immédiatement après l'ossification de son contenu; en traitant la substance osseuse nouvellement formée par l'acide chlorhydrique étendu, on la retrouve encore autour du corpuscule osseux et avec sa physionomie habituelle.

Certains observateurs prétendent que la cellule osseuse

dérive de la cellule cartilagineuse et non pas de son noyau. D'après ces auteurs l'enveloppe cellulaire se plisse d'abord et offre ultérieurement les mêmes transformations que nous avons attribuées au noyau, tandis que celui-ci s'étiole et disparaît complétement (Pl. VII, fig. II). Malgré l'autorité des noms qui recommandent cette théorie, nous croyons cependant qu'il faut rapporter au noyau cartilagineux la formation du corpuscule osseux.

Moelle fœtale. Les cellules cartilagineuses, qui restent étrangères au travail métabolique, que nous venons de décrire, sont chargées de donner la moelle fœtale. D'abord elles deviennent le siége d'une végétation endogène assez active et par suite augmentent considérablement de volume, ainsi que les capsules qui les contiennent (Pl. VI, fig. IV, 4). Celles-ci en prenant du développement, se rapprochent les unes des autres et finissent par se souder (fig. IV, 5). Bientôt la faible cloison qui les sépare, disparaît, de sorte que les capsules et leurs cellules, placées en séries longitudinales, communiquent ensemble, et il en résulte un canal médullaire, rempli de jeunes cellules et de graisse libre, dont le mélange constitue la moelle osseuse (fig. IV, 6). Pendant son ossification, le cartilage est sillonné de vaisseaux qui lui viennent du périchondre. Ces canaux paraissent d'abord simplement creusés dans la substance cartilagineuse, mais plus tard les cellules qui les environnent s'allongent, deviennent fusiformes et semblent ainsi procéder à la formation des parois vasculaires, qui s'achèveraient dans la suite.

Les phénomènes de l'ossification sont moins compliqués dans le périoste que dans le cartilage. L'enveloppe fibreuse de l'os contient, comme nous l'avons déjà dit, un grand nombre de petits corps étoilés ou cellules plasmatiques.

Lorsqu'au moyen de l'acide acétique, on fait disparaître la fibre connective ordinaire, on n'aperçoit plus qu'une trame fibro-globulaire qui donne presque l'image fidèle de la forme et de l'agencement des cellules osseuses (Pl. VII, fig. I, 3). Dans les couches profondes du périoste, là où s'opère l'ossification, on remarque que les cellules plasmatiques sont plus nombreuses et plus développées qu'ailleurs. Le blastème dans lequel elles reposent, est aussi plus foncé que dans la couche superficielle; cette teinte, un peu sombre, est l'indice de la présence des sels calcaires (Pl. VI, fig. V, 2, 3). De ce moment l'ossification est déjà opérée, car la cellule plasmatique n'a besoin, pour devenir cellule osseuse, que de se revêtir de calcaires. Cependant les choses ne paraissent pas se passer toujours d'une manière aussi simple; quelquefois, en effet, les cellules plasmatiques ne présentent pas une forme franchement étoilée, aussi dans ce cas, les prolongements qui doivent former plus tard les canalicules osseux apparaissent seulement à l'époque de l'incrustation des parois de la cellule.

Les recherches que nous avons faites sur la formation des os secondaires du crâne nous permettent de la rattacher à l'ossification pure et simple du périoste (Pl. VII, fig. I). C'est aussi de la même manière que prennent naissance les nouvelles couches osseuses dans le cas de périostite.

Régénération de l'os.

La régénération de l'os à la suite d'une fracture, d'une résection ou bien d'un évidement, a beaucoup d'analogie avec la formation par le périoste. La masse gélatiniforme qui existe entre les fragments d'un os brisé ou dans une excavation produite artificiellement, ou bien encore dans les cavités médullaires, contient habituellement quelques fibrilles connectives, des globules sanguins en assez grande quantité et beaucoup de noyaux ovales (fibro-plastiques), qui deviennent cellules osseuses en se métamorphosant. Il est facile de suivre les diverses transformations des noyaux, en examinant une lamelle osseuse très-mince à laquelle adhère encore de la substance gélatiniforme. En effet, voici ce que l'on observe : à une certaine distance de l'os, les noyaux ovales ont des contours très-réguliers, mais au fur et à mesure qu'on se rapproche de la substance osseuse, on remarque qu'ils se déforment; leur enveloppe se plisse et envoie des prolongements linéaires, qui rayonnent en tous sens; en même temps les sels calcaires se déposent à leur surface, les encroûtent, et la métamorphose osseuse est accomplie (Pl. XXVII, fig. I).

La reproduction osseuse dans le canal médullaire ou dans les aréoles de la substance réticulée, ne se fait donc ni aux dépens d'une membrane médullaire, qui n'existe pas du reste, ni aux dépens d'un prétendu cartilage, dont l'existence serait transitoire. Ici les phénomènes de l'ossification sont analogues à ceux que l'on observe dans les couches profondes du périoste soit normal soit atteint d'inflammation. Dans tous ces cas la cellule osseuse, sans laquelle il n'y a pas de tissu osseux, dérive toujours d'un globule, c'est-à-dire de l'élément vital par excellence, qui entre dans la composition du périoste ou de la substance qui remplit les espaces médullaires.

Dent. ARTICLE 3. DENT. La dent se compose d'une partie centrale, qui forme presque toute la masse de l'organe, et d'une lame extérieure, qui en limite les contours. La masse centrale ou ivoire est creusée d'une cavité variant de forme et de volume, et s'ouvrant à l'extérieur par un pertuis situé au sommet de la racine ; cette cavité est destinée à loger la pulpe dentaire (Pl. VIII, fig. I, 1, 2). La partie de l'enveloppe extérieure qui revêt la couronne de la dent, représente l'émail (fig. 1, 4) ; celle qui correspond à la racine, constitue le cément (fig. I, 3).

Ivoire

Dans l'ivoire on trouve une substance fondamentale et des canaux. La substance fondamentale, amorphe et transparente, lorsqu'elle est réduite en lamelle très-mince, est identique à la substance fondamentale de l'os, et les canaux qu'elle contient ressemblent beaucoup aux canalicules des corpuscules osseux. Ils prennent naissance dans la cavité dentaire, et de là rayonnent à la surface de l'ivoire, où ils s'arrêtent; il est rare qu'ils dépassent cette limite et qu'ils pénètrent dans l'épaisseur de l'enveloppe externe (Pl. VIII, fig. III, 2). A leur origine, les uns sont isolés, les autres ont un tronc commun ; enfin, il en est quelques-uns qui sortent de petites excavations creusées dans les couches profondes de la substance fondamentale, lesquelles, du reste, sont en communication avec la cavité dentaire (Pl. VIII, fig. II, 4).

Canalicules de l'ivoire.

A l'aide d'un grossissement de 350 à 400, on remarque que ces canaux sont nettement limités par deux lignes fines, mais foncées; qu'ils sont légèrement ondulées et qu'ils marchent à peu près parallèlement les uns aux autres. On voit très-bien aussi leurs embranchements latéraux, qui rayonnent en tous sens, et qui, en s'anastomosant les uns avec les autres, forment un vaste réseau, qui sillonne de part en part la substance fondamentale de l'ivoire (Pl. VII, fig. III, 1, 2; Pl. VIII, fig. II).

A leur origine ils sont plus larges qu'à leur terminaison, et mesurent en moyenne $^1/_{600}$ - $^1/_{400}$ millimètre. Quelquefois ils offrent sur leur trajet un petit renflement fusiforme (Pl. VIII, fig. II, 3), et d'habitude ils se terminent par des excavations irrégulières et limitant de petits noyaux plus ou moins globuleux de la substance fondamentale (Pl. VIII, fig. II, 5). Il est à remarquer que ces espaces interglobulaires, comme on les a appelés, communiquent largement avec les cellules osseuses du cément, auxquelles, du reste, ils ressemblent beaucoup.

Émail. L'émail forme une couche dure et homogène, qui se moule sur la surface de la couronne dentaire, et se termine au niveau du collet de la dent par un bord très-mince, qui paraît s'engager entre l'ivoire et le bord terminal du cément. Il est exclusivement composé de prismes à cinq ou six pans, adossés les uns aux autres, sans substance intermédiaire appréciable (Pl. VIII, fig. IV, 1). Examinés dans le sens de leur longueur, on voit qu'ils sont légèrement ondulés et dirigés perpendiculairement à la surface correspondante; de plus, on remarque qu'ils sont ordinairement parallèles les uns aux autres, si ce n'est cependant au niveau des anfractuosités des molaires, où ils se réunissent en faisceaux, qui marchent en différents sens et forment ainsi des tourbillons (Pl. VIII, fig. III). Leur substance est tout à fait amorphe ; quelquefois elle est segmentée par des lignes transversales ; sa nature chimique paraît la rattacher aux produits épithéliaux. Certains observateurs admettent que l'émail est revêtu d'une petite lamelle amorphe, qu'ils appellent la cuticule de l'émail.

Cément. Le cément qui enveloppe la racine est de nature osseuse; une substance fondamentale et des cellules osseuses, très-variables de volume et inégalement réparties, en représentent la structure. Point de canaux de Havers, si ce n'est dans le cément qui s'est hypertrophié sous l'influence d'une cause pathologique quelconque. Le périoste de l'alvéole dentaire appartient au cément par sa couche profonde.

La pulpe dentaire, logée dans la cavité dentaire, se rattache au périoste alvéolaire par un pédicule qui traverse l'orifice situé au sommet de la racine de la dent. Un tissu connectif, vaguement fibrillaire et parsemé de cellules plasmatiques, forme la substance fondamentale de cet organe, qui contient en outre une grande quantité de vaisseaux sanguins et beaucoup de filets nerveux, dont la terminaison n'est pas encore parfaitement déterminée. L'existence des vaisseaux lymphatiques dans cet organe est problématique. Pulpe dentaire.

Dans le courant de la sixième semaine de la vie embryonnaire, le bord des mâchoires se creuse en sillon, et du fond de ce sillon naissent des petits bourgeons, qui doivent former l'ivoire, et que l'on a appelés germes dentaires. Bientôt, par suite du cloisonnement transversal de la gouttière, chaque germe se trouve logé dans une coupe à la façon des papilles caliciformes de la langue. Plus tard, les bords de cette coupe, en grandissant, surmontent le germe, convergent au centre de l'orifice, se touchent et finissent par se souder. De ce moment, l'enveloppe du germe forme une poche close de toutes parts, que l'on a désignée sous le nom de sac dentaire. Développement de la dent

Les parois du sac se composent de deux couches primitivement distinctes, et qui plus tard se confondent. La couche externe, qui deviendra le périoste alvéolaire, est constituée par du tissu connectif très-vasculaire; la couche interne, plus délicate et de même nature que la précédente, serait affectée, d'après M. Magitot, au développement de l'émail. Sac dentaire.

Nous savons déjà que le germe dentaire prend naissance, par une racine pédiculée, dans le fond du sac; au point diamétralement opposé, il se développe un autre germe analogue au précédent, et qui est destiné, comme nous le verrons plus tard, à la formation de l'émail.

Développement de l'ivoire.

Le germe dentaire ou de l'ivoire, très-riche en vaisseaux sanguins qui lui arrivent par son pédicule, renferme en outre une grande quantité de noyaux et de jeunes cellules ovales et quelques fibrilles conjonctives; ses nerfs, qui apparaissent plus tard, accompagnent les vaisseaux. Enfin il est limité par un liséré amorphe (membrane préformative), que l'on a considéré à tort, ainsi que l'a démontré M. Magitot, comme une dépendance de la couche interne des parois du sac dentaire. Ce liséré appartient bien au germe, et n'a, du reste, aucun rôle à remplir dans la formation de l'ivoire. Au-dessous du liséré, il y a une couche de cellules ovales, très-régulièrement adossées les unes aux autres, et dont le grand diamètre est dirigé perpendiculairement à la surface du germe. L'extrémité périphérique de chaque cellule s'allonge en un tube filiforme, qui grandit de plus en plus et donne des petites branches latérales; il en résulte une grande quantité de canaux qui marchent à peu près parallèlement les uns aux autres jusqu'à la limite du germe, et qui communiquent largement entre eux par leurs ramifications secondaires. C'est ainsi que les canaux de l'ivoire se développent aux dépens des cellules superficielles du germe, et, d'après Kœlliker, chaque cellule, en s'étirant, pour ainsi dire, indéfiniment, formerait à elle seule un canal tout entier.

Pendant que les canaux dentaires se développent, il s'épanche entre eux une substance amorphe, qui résulte, sans doute, de l'exsudation des cellules profondes du germe, et qui devient la substance fondamentale de l'ivoire. Enfin le développement s'achève par l'incrustation calcaire de la substance fondamentale. Ce qui reste du germe, s'atrophie et constitue alors la pulpe dentaire.

Développement de l'émail.

Le germe de l'émail, arrivé à son complet développement, coiffe la base du germe de l'ivoire. Dans ses couches périphériques, il est formé d'un tissu connectif, riche en vaisseaux; dans ses couches profondes, il n'y a que des cellules étoilées, unies par une substance fondamentale amorphe; enfin la couche immédiatement en rapport avec le germe dentaire, est constituée par une lame épithéliale, dont les cellules, longues, étroites et prismatiques, ont une grande ressemblance avec les prismes adamantins. Aussi est-il plus que probable que l'émail provient directement de la pétrification de ces éléments.

C'est la partie inférieure des parois du sac dentaire qui donne naissance au cément, en présentant les métamorphoses du périoste pendant son ossification.

Développement du cément.

Certains observateurs remarquant que le tissu conjonctif peut se transformer dans des circonstances déterminées en tissus cartilagineux, osseux et dentaire, et que tous sont des tissus collagènes, les ont, avec raison, groupés dans une seule famille.

Les préparations pour l'étude du tissu dentaire se font de la même manière que pour le tissu osseux.

CHAPITRE IV.

MUSCLES.

L'élément essentiel du tissu musculaire, c'est-à-dire l'élément contractile, se présente sous deux formes : la cellule et la fibre.

La cellule n'est qu'une forme transitoire, ou bien ne s'observe que dans les organes qui restent à l'état embryonnaire. La fibre, sous deux aspects différents, va constituer les deux espèces de muscles que l'on connaît : les muscles striés ou rouges et les muscles lisses.

Structure de la fibre lisse.

Muscles lisses. Lorsqu'on examine une petite lamelle d'un organe franchement musculaire, l'intestin, la vessie, par exemple, elle paraît composée de longs fuseaux pâles, munis d'un noyau allongé à contours nets et foncés et entouré d'une substance très-finement granulée, presque amorphe. Cependant un examen plus attentif nous révèle bientôt la véritable nature de l'élément contractile; au lieu d'un fuseau, c'est une véritable fibre qui offre dans sa longueur une succession régulière d'étranglements et de renflements. Ces fibres, au lieu de marcher parallèlement les unes aux autres, se croisent sous des angles très-aigus, de sorte que leurs points d'intersection paraissent correspondre aux extrémités des fuseaux ou des fibres cellulaires, comme on les a encore appelées.

Ce qui a encore induit en erreur, c'est que ces fibres se brisent facilement, lorsqu'on cherche à les isoler; et comme la rupture se fait presque toujours au niveau de la partie étranglée, qui s'effile par le fait de son élasticité, il en résulte que chaque fragment représente un fuseau (Pl. XIV, fig. VIII). Mais si l'on fait une coupe perpendiculairement à la direction des fibres, on voit des polygones dont le diamètre varie beaucoup ($^{1}/_{200}$-$^{1}/_{80}$ millim.), mais ne descend jamais au point de représenter la section d'une extrémité de fuseau (Pl. IX, fig. II).

La même coupe indique encore la manière dont les fibres se groupent pour constituer les faisceaux musculaires. Un certain nombre d'entre elles sont accolées les unes aux autres sans substance intermédiaire, pour ainsi dire, et sont logées dans une gaîne de tissu connectif qui les sépare des groupes ou des faisceaux voisins (Pl. IX, fig. II, 4). C'est dans l'épaisseur de ces cloisons que l'on rencontre les principales branches des vaisseaux nourriciers et les quelques fibres nerveuses destinées au tissu musculaire.

Cellule contractile.

L'élément contractile fusiforme ne paraît exister que dans les organes qui normalement persistent à l'état embryonnaire, c'est ce que l'on voit par exemple dans les petites artères de $^1/_{40}$-$^1/_{20}$ millim. Dans ces vaisseaux la tunique moyenne ou musculaire est sans alliage et forme une simple couche. Il est aisé de s'assurer que l'élément contractile qui les compose est un fuseau plus ou moins allongé dans l'intérieur duquel on aperçoit un noyau moins long et plus large que celui de la fibre lisse (Pl. XV, fig. VII, 2, 3). On rencontre encore le fuseau contractile dans les villosités de l'intestin, dans le muscle du follicule pileux et peut-être aussi dans d'autres organes; il est difficile de dire si le dartos renferme des fuseaux ou des fibres lisses.

Distribution des muscles lisses.

Le domaine des muscles lisses, borné d'abord aux organes bien évidemment contractiles, s'agrandit de jour en jour. Ainsi on en a trouvé dans les villosités de la muqueuse intestinale, dans les conduits excréteurs de la plupart des glandes, dans les vaisseaux artériels, veineux et lymphatiques, dans les organes génitaux de la femme (utérus et ses annexes, vagin et corps caverneux de la vulve); dans les organes génitaux de l'homme (corps caverneux, prépuce, prostate, vésicules séminales, etc.); dans la coque vasculaire du globe oculaire; enfin, dans la peau, où ils sont distribués d'une manière fort inégale. On les trouve annexés aux bulbes pileux et aux glandes sébacées; c'est à leur contraction qu'est dû le phénomène de la chair de poule. Certaines régions tégumentaires présentent un derme très-riche en fibres lisses : telle est par exemple la peau du prépuce, telle est aussi la peau du mamelon et quelquefois même le derme entier de la mamelle chez la femme. C'est la contraction de ces muscles qui produit l'allongement et la rigidité du mamelon; ce phénomène a été comparé à tort à la turgescence des corps caverneux.

Développement de la fibre lisse.

La fibre lisse provient de cellules embryonnaires qui s'allongent d'abord, puis se soudent bout à bout. Dans certains organes le développement est moins complet; les métamorphoses de la cellule formatrice s'arrêtent à la première période et il en résulte la cellule fusiforme contractile ou la fibre-cellule de Kölliker.

Plus tard on verra que la fibre musculaire, striée pendant son développement, passe d'abord par les deux états que nous venons de mentionner avant d'arriver à sa forme définitive, de sorte que, au point de vue de l'histogénèse, le tissu musculaire, dans son ensemble, peut être considéré comme représentant divers degrés de développement du même élément dont la fibre striée est le dernier terme.

Le système musculaire de l'utérus offre pendant la grossesse le développement de nouvelles fibres lisses. D'après Kölliker leur production n'aurait lieu que pendant les six premiers mois de la gestation. Dans les couches les plus internes de la tunique musculaire, on rencontre une foule de cellules mesurant $^1/_{50}$-$^1/_{25}$ millim., et l'on peut suivre sur ces éléments toutes les métamorphoses qui les transforment en fibres lisses. Après l'accouchement et pendant le retrait de l'utérus la plupart des fibres musculaires s'infiltrent de graisse, se désagrègent et disparaissent par résorption ; c'est à l'aide de cette atrophie graisseuse que l'utérus reprend sa forme et son volume primitifs.

Muscles striés. La substance musculaire proprement dite (fibre musculaire, faisceau primitif) est variable dans sa physionomie, elle n'offre de constant à l'œil de l'observateur qu'une enveloppe et un contenu strié (Pl. IX, fig. V et Pl. X).

Fibre striée.

La fibre musculaire est habituellement prismatique, rarement cylindrique ; son enveloppe (myolemme, sarcolemme), dont l'existence est facile à constater, soit sans préparation préalable, soit au moyen de certains réactifs, est parfaitement anhyste. Sur la fibre vivante pas plus que sur la fibre morte, à l'état de contraction pas plus qu'à l'état de repos, elle ne présente de plis correspondant aux stries du contenu. La face interne offre de distance en distance des noyaux ovales (Pl. X, fig. II, 3. Pl. IX, fig. V, 3), derniers vestiges de l'origine cellulaire des muscles ; elle jouit d'une grande élasticité.

En examinant le contenu, on aperçoit le plus souvent des stries transversales, parallèles entre elles et placées à égale distance les unes des autres. Rarement on trouve des faisceaux musculaires avec des stries longitudinales, et plus rarement encore la même fibre présente à l'œil de l'observateur les deux espèces de stries (Pl. X, fig. II, 4, 5).

Si l'on pousse plus loin l'analyse de ce contenu, en employant certains réactifs chimiques (acide chromique, alcool, etc.), ou bien la cuisson, et quelquefois même, sans l'aide de tous ces moyens artificiels, on voit distinctement qu'il se décompose en deux parties, l'une amorphe et l'autre granulée (Pl. IX, fig. V, 5). La première est très-variable dans sa quantité et sert de substance unissante à la seconde. Celle-ci est constituée par de petits granules [sarcous éléments de Bowmann] (Pl. X, fig. II, 5), à contours nets, légèrement aplatis dans le sens de la longueur ou de la largeur de la fibre musculaire et mesurant en moyenne $^{1}/_{500}{}^{mm}$. Eh bien, c'est dans l'agencement de ces corpuscules entre eux, et dans leur rapport avec la substance unissante, qu'il faut chercher l'explication de l'aspect variable de la fibre musculaire.

En effet, selon que ces corpuscules primitifs seront soudés plus intimement dans le sens longitudinal que dans le sens transversal, la fibre musculaire paraîtra formée de fibrilles (Pl. X, fig. II, 4, 5). ou bien de disques empilés les uns sur les autres. Cette dernière disposition sera bien plus frappante encore, si entre les couches de granules, disposés en séries transversales, il se trouve une plus grande quantité de substance hyaline, comme on le voit dans la figure V (Pl. IX, 5).

En résumé, toute fibre musculaire se compose d'une enveloppe hyaline à simple contour et d'un contenu granulé, et l'aspect variable des stries de la fibre résulte de l'agencement variable aussi des granules, dont est formé le contenu.

Fibres du cœur et de la langue.

La fibre musculaire striée est indivise dans toute son étendue, et sa longueur est en rapport exact avec celle des faisceaux charnus correspondants. Jusqu'à présent on n'a rencontré que deux organes qui fassent exception à cette loi, ce sont le cœur et la langue. Les fibres du cœur sont ramifiées, et offrent de très-fréquentes anastomoses, dont la disposition rappelle assez bien celle des colonnes charnues ventriculaires, et explique en même temps la solidarité qui existe dans les mouvements de l'organe (Pl. X, fig. III). Les fibres de la langue ne sont ramifiées que dans la couche sous-muqueuse et ses ramifications ne paraissent pas s'anastomoser entre elles. Elles se terminent en pointe et aboutissent à de petits faisceaux de fibres connectives, qui leur servent de tendons, du moins est-ce l'opinion de la plupart des observateurs.

Les fibres musculaires (faisceaux primitifs), sont unies les unes aux autres par des lamelles délicates de tissu connectif (perymisium) et constituent des faisceaux secondaires. Ceux-ci, entourés de gaînes de même nature, mais plus solides, forment les faisceaux tertiaires; enfin, le muscle en entier est enveloppé par une membrane encore plus résistante et qui représente le perymisium externe. C'est dans l'épaisseur du perymisium que voyagent les nerfs et les vaisseaux nourriciers.

Terminaison de la fibre striée.

La fibre musculaire se termine par une extrémité mousse et s'applique sur son tendon sans avoir de rapports plus intimes avec lui. Cependant Kœlliker prétend que cette disposition, la plus commune sans doute, ne s'observe que quand la fibre musculaire tombe obliquement sur le tendon; mais lorsqu'elle se continue en ligne droite avec le faisceau tendineux correspondant, les deux espèces de fibres se confondent insensiblement sans ligne de démarcation à leur point de contact.

Forme de la fibre striée pendant la contraction.

Nous ne pouvons terminer l'histoire de la fibre musculaire, sans rappeler que Weber a depuis longtemps démontré qu'elle ne se plisse pas pendant la contraction. Elle se raccourcit en augmentant d'épaisseur à la façon d'un cylindre de caoutchouc, qu'on laisse revenir sur lui-même, après l'avoir préalablement allongé. Le plissement en zigzag ne s'observe que dans le cas où les extrémités de la fibre ne suivent pas le mouvement d'élongation de celle-ci, lorsqu'elle revient à sa forme primitive. Rien de plus facile que de vérifier l'exactitude de l'assertion de

Weber, on n'a qu'à examiner au microscope le muscle glosso-laryngien d'une grenouille, pendant qu'on le soumet à l'action du galvanisme.

Nerfs. Les nerfs qui se rendent dans les muscles striés émanent de l'axe cérébro-spinal et du grand sympathique; mais ceux que fournit ce dernier sont en très-petit nombre.

En pénétrant dans les muscles, les nerfs sont réunis en faisceaux et marchent à peu près perpendiculairement à la direction des fibres musculaires. Bientôt ils se divisent et se subdivisent, en s'inclinant insensiblement dans la direction des fibres musculaires, de sorte que les dernières divisions leur sont parallèles ou à peu près (Pl. XI). Dans leur parcours, les branches nerveuses se séparent quelquefois les unes des autres, sans présenter d'anastomoses; d'autres fois, elles s'unissent entre elles et forment soit des anses soit des réseaux.

Quant à la manière dont la fibre nerveuse se termine dans le muscle, voici ce que l'observation sur différents muscles de la grenouille nous a fourni. Dans les points où les petits faisceaux nerveux se séparent les uns des autres, la plupart des fibres primitives offrent un étranglement considérable, qui réduit leur diamètre au moins de moitié. De cet étranglement naissent habituellement deux branches, quelquefois trois, lesquelles, un peu plus loin, présentent des divisions analogues à la première. Enfin les fibres terminales s'effilent assez rapidement, n'offrent bientôt plus qu'un seul contour, et paraissent se confondre avec le sarcolemme (Pl. XIV, fig. I).

Ces faits autorisent-ils à admettre une distribution semblable des nerfs dans les muscles striés de l'homme? D'après les recherches de Valentin, confirmées en partie par Kœlliker, il paraîtrait que non. Ces observateurs prétendent avoir vu la terminaison en anse des fibres nerveuses dans certains muscles de petits mammifères et chez l'homme. Lebert aussi a figuré la terminaison des nerfs en anse dans les muscles de l'abdomen et de la langue chez la grenouille.

Remack a découvert dans les cloisons auriculo-ventriculaires du cœur de la grenouille des ganglions microscopiques, et leur a attribué avec raison la persistance des battements rhythmiques de l'organe, lorsqu'il est isolé du corps, et la continuation des battements dans la cloison, quand celle-ci est séparée des autres parties du cœur.

D'après les calculs de Reichert, qui a étudié avec soin la distribution nerveuse dans les muscles de la grenouille, il résulte que chaque fibre musculaire est en rapport avec plusieurs fibres nerveuses. Volkmann a cherché à établir le rapport qui existe entre le nombre des fibres larges et des fibres grêles qui penètrent dans un muscle strié; il a trouvé que sur 100 fibres il y a 12 fibres grêles.

On ne sait a peu près rien de la distribution des nerfs dans les muscles lisses. Ce qu'on peut annoncer, je crois, sans crainte de se tromper, c'est que ces muscles sont beaucoup plus pauvres en éléments nerveux que les muscles striés, témoin la tunique musculeuse des artères.

Développement des muscles striés.

Des diverses théories émises sur le développement du tissu musculaire, nous n'exposerons que celle qui nous a paru le plus conforme aux faits.

Le tissu musculaire provient, comme les autres tissus, des cellules primordiales de l'embryon, cellules qui sont les mêmes partout, mais qui subissent des métamorphoses spéciales pour former tel ou tel élément histologique. Les cellules embryonnaires, destinées à former les muscles, s'allongent d'abord, vont à la rencontre les unes des autres, se touchent bientôt par leurs extrémités effilées, et finissent par se souder. Ensuite les cloisons des lignes de jonction disparaissent, et il en résulte des rubans étranglés au niveau de la fusion des cellules, et renflés au niveau des noyaux (Pl. IX, fig. IV, 1, 2, 3). A cette époque, leur diamètre varie de $^1/_{500}$ - $^1/_{200}$ millimètre. Pendant ces premières métamorphoses, le contenu, primitivement hyalin, devient granuleux, et les granulations, d'aspect graisseux, la plupart, sont disposées assez régulièrement soit en séries transversales, soit en séries longitudinales (Pl. IX, fig. IV, 4, 5, 6).

Plus tard, la fibre musculaire croît en épaisseur, devient cylindrique, et les différents traits de sa physionomie s'accusent de plus en plus; on remarque, en outre, la division fibrillaire du contenu, et l'apparition d'un grand nombre de noyaux qui naissent par multiplication endogène. Si, à cette époque, on examine l'extrémité d'une fibre musculaire, on voit que les métamorphoses précédemment décrites s'opèrent de la périphérie au centre, très-rarement dans le sens contraire. Enfin les fibrilles se multiplient de plus en plus, pendant que les noyaux de nouvelle formation sont résorbés, et la fibre musculaire apparaît avec les caractères qu'elle conservera plus tard.

Fusion des cellules primordiales, qui forment par leur union un tube ou myolemme, métamorphose du contenu en granules élémentaires, et de là en fibrilles ou en disques : tel est, en quelques mots, le résumé de la théorie qui nous paraît justifiée par l'observation des faits.

Pendant la première période de la formation et de l'accroissement des fibres musculaires, celles-ci sont entourées d'une très-grande quantité d'éléments globuleux, les uns ovales, les autres ronds et plus petits. Le plus grand nombre de ces globules sont destinés à former le tissu connectif et les autres organes qui entrent dans la composition du muscle; les autres disparaissent après avoir servi sans doute à l'accroissement des éléments qui persistent.

Les fibres du cœur se forment d'après les mêmes lois; seulement, au lieu de fusion et de métamorphoses ultérieures de cellules simples, les mêmes phénomènes se passent dans des cellules étoilées; de là les fibres anastomosées qui caractérisent cet organe.

Les fibres musculaires, arrivées à leur développement complet, paraissent persister indéfiniment dans cet état, et les métamorphoses qui surviennent quelquefois dans leur intimité n'indiquent qu'une activité vitale très-faible.

Jusqu'à présent on n'a pas démontré d'une manière satisfaisante la reproduction de la fibre musculaire.

CHAPITRE V.

ÉLÉMENTS NERVEUX ET TISSU NERVEUX.

L'analyse des éléments nerveux les ramène à deux formes anatomiques : la fibre, la cellule.

La fibre nerveuse offre des variantes dans les détails de sa structure; tantôt elle est constituée par un tube d'un certain calibre, avec enveloppe et contenu parfaite- Structure de la fibre nerveuse.

tement distincts ; tantôt, au contraire, contenant et contenu se confondent, et il en résulte une simple fibre homogène.

L'enveloppe du tube nerveux est tout à fait anhiste et paraît jouir d'une certaine élasticité. Immédiatement en dedans se trouve une substance molle amorphe et de nature albumino-graisseuse, c'est la moelle nerveuse ou gaine médullaire. Sur les fibres fraîches, cette moelle est homogène et forme un tube régulier; mais, peu de temps après la mort, elle se désagrège et se présente sous forme de grumeaux, sur lesquels vient se mouler l'enveloppe externe, ce qui donne à la fibre nerveuse un aspect variqueux (Pl. XII, fig. I). Enfin l'axe du tube est occupé par un cylindre de substance amorphe de nature albumineuse, plus compacte et plus résistante que la moelle, et que l'on a désignée sous le nom de cylindre de l'axe (Pl. XII, fig. I, 7). Il est extrêmement difficile d'apercevoir le cylindre de l'axe sur des nerfs frais; quelquefois, cependant, il s'offre sous forme de saillie à l'extrémité brisée d'un tube nerveux. Pour le rendre plus évident, on traite les nerfs par divers réactifs, parmi lesquels l'acide chromique étendu me paraît le plus efficace. Dans les nerfs, pour ainsi dire vivants, ceux, par exemple, d'un muscle très-mince, encore susceptible de se contracter, on ne distingue qu'une enveloppe et un contenu homogène ; le cylindre de l'axe n'est pas apparent, ce qui a fait supposer qu'il était un produit artificiel.

En résumé, dans le tube nerveux que nous venons de décrire, on remarque d'abord, à l'extérieur, deux lignes parallèles représentant l'enveloppe nerveuse ; puis, en dedans de celles-ci, deux autres lignes parallèles indiquant les limites de la moelle; enfin, plus en dedans, encore deux lignes toujours parallèles, formant les contours du cylindre de l'axe, lorsqu'il est accessible à l'œil de l'observateur (Pl. XII, fig. I, 5, 6, 7). La largeur de ces tubes oscille entre $^1/_{66}$ et $^1/_{133}$ millimètre.

Fibres fines.

Il est d'autres fibres, plus petites que les précédentes, dans lesquelles on ne découvre, de chaque côté, que deux lignes superposées, dont l'une correspond à l'enveloppe et l'autre au contenu. Les fibres les plus fines ($^1/_{700}$ - $^1/_{900}$ millim.) paraissent sous forme de cylindres pleins, limités par deux lignes seulement, et il est impossible d'y trouver une enveloppe et un contenu distincts l'un de l'autre. On a conclu de ces faits que les fibres de la première espèce étaient dépourvues de moelle, et n'offraient que l'enveloppe et le cylindre de l'axe, tandis que celui-ci formait à lui seul les fibres les plus fines ; mais jusqu'à présent cette manière de voir est une simple hypothèse.

Les fibres nerveuses sont indivises dans les centres nerveux et dans la presque-totalité de leur trajet ; mais la plupart offrent des divisions à leur extrémité périphérique. Ce fait est parfaitement acquis pour les nerfs moteurs, ainsi que nous l'avons vu à propos de la structure des muscles striés. Il paraît qu'il en est de même pour les nerfs des muqueuses en général et de la peau.

Terminaisons.

Leur mode de terminaison, qui a fait l'objet de recherches multipliées de la part des micrographes, n'est pas établi d'une manière définitive pour certains tissus. Ce qui paraît démontré maintenant, c'est que, dans les ganglions et les centres nerveux, les fibres aboutissent à des cellules nerveuses. Il est également hors de doute que, dans les muscles et certaines régions des muqueuses et de la peau, les fibres se terminent par des extrémités libres, après s'être divisées (muscles), et quelquefois après s'être anastomosées (muqueuse linguale, peau). Les expériences de M. Cl. Bernard, sur la sensibilité récurrente, tendent à établir qu'un grand nombre de fibres sensitives se terminent en anse. Nous verrons plus tard que, dans l'œil, l'oreille et la muqueuse olfactive, les nerfs aboutissent à des cellules nerveuses analogues à celles des centres nerveux. Enfin, dans la peau de la région palmaire et de la région plantaire, on rencontre, pour les nerfs sensitifs, deux modes de terminaison spéciaux, que nous allons décrire immédiatement, et qui se rattachent aux corpuscules de Paccini et de Meissner.

Corpuscules de Paccini.

Les corpuscules de Paccini sont de petits grains ellipsoïdes, dont une des extrémités s'unit par un pédicule délicat aux nerfs collatéraux des doigts et des orteils. Ils se composent d'une cavité renfermant le filet nerveux et d'une coque extérieure. Cette dernière est une sorte de tissu connectif analogue à celui de la cornée; en effet, on y trouve une quantité variable de lamelles amorphes appliquées concentriquement les unes sur les autres, et entre elles un grand nombre de petits noyaux plasmatiques disposés d'une façon très-régulière (Pl. XIV, fig. II, 2). Les lamelles les plus superficielles se continuent sur le pédicule. La cavité centrale est remplie d'une substance granuleuse très-fine, au milieu de laquelle on peut distinguer quelquefois les contours de cellules très-pâles. Enfin, l'axe de l'excavation est occupé par une fibre nerveuse extrêmement pâle, et par cela même fort difficile à découvrir. En la suivant en haut, on remarque qu'elle se termine par un léger renflement (Pl. XIV, fig. II, 4), tandis que, en bas, elle se place au centre du pédicule, et descend avec lui jusqu'à la branche nerveuse correspondante. Quelques auteurs ont figuré une division en deux ou trois rameaux du nerf contenu dans la cavité du corpuscule.

Nous avons dit que les corpuscules de Paccini se rencontrent sur les nerfs collatéraux plantaires ou palmaires, mais il en existe encore ailleurs. Ainsi, d'après Kœlliker, on en rencontre sur les nerfs cutanés du bras et de l'avant-bras, du dos du pied et de la main, sur les branches terminales du nerf honteux interne, sur les nerfs intercostaux et sacrés, enfin, sur les grands plexus du sympathique qui enveloppent l'aorte abdominale.

Corpuscules de Meissner.

Le corpuscule de Meissner, ou du tact, est un petit organe microscopique, qui occupe le centre de certaines papilles dermiques. Lorsqu'on veut les étudier, il faut faire des coupes très-minces de la peau de la pulpe des doigts ou des orteils, et les traiter par l'acide acétique étendu. Sa forme est ellipsoïde, comme celle du corpuscule de Paccini (Pl. XXIII, fig. II, 6). Une substance vaguement fibrillaire, parsemée de noyaux plasmatiques disposés transversalement (fig. II, 9), en représente la structure fondamentale. A l'extrémité inférieure du corpuscule, on aperçoit un filet nerveux qui vient s'appliquer sur lui, en décrivant des sinuosités et en disparaissant de temps en temps dans les sillons creusés à la surface de l'organe. Arrivé au terme de son trajet, le nerf se confond-il avec le corpuscule? Se termine-t-il par une anse ou une extrémité libre? C'est ce que l'on ignore jusqu'à présent.

Kœlliker a trouvé des corpuscules du tact dans les papilles du bord rouge des lèvres, dans les papilles fongiformes de la pointe de la langue, dans le mamelon, le gland et le clitoris; mais c'est dans la peau de la troisième phalange des doigts et des orteils que l'on en rencontre en plus grande quantité.

Cellules nerveuses. Les cellules nerveuses ou globules nerveux sont très-variables dans leur forme et leur volume. Quelle que soit leur configuration, elles offrent tous les éléments d'une cellule parfaite ; ainsi elles ont une enveloppe habituellement fort mince, et même tellement mince que son existence a été mise en doute. Leur contenu est pâle et très-finement granulé, et la plupart du temps on y rencontre des amas plus ou moins considérables de pigment (Pl. XIII, fig. I, 6). Le noyau sphérique a des contours plus foncés et plus nets que ceux de l'enveloppe cellulaire, et, au milieu des granulations qu'il contient, on distingue le nucléole sous forme d'une vésicule assez brillante. Dans les ganglions, un certain nombre de cellules, en dehors de leur enveloppe propre, en possèdent une autre beaucoup plus épaisse, composée d'une substance amorphe ou finement fibrillaire, et parsemée de petits noyaux ovales (Pl. XIII, fig. I, 8). Cette enveloppe nous semble appartenir au tissu connectif qui forme la trame des ganglions nerveux.

Forme des cellules. Eu égard à leur forme, les cellules nerveuses ont été divisées en cellules apolaires ou sphéroïdes, unipolaires, bipolaires et multipolaires (Pl. XII, fig. VI; Pl. XIII, fig. I). Les premières n'ont que des rapports de contact avec les parties voisines du système nerveux ; mais les autres se continuent par leurs prolongements avec des fibres nerveuses, ou bien s'anastomosent entre elles, comme il est facile de le constater, par exemple, dans la substance grise du cervelet.

Distribution. C'est dans la substance grise du centre nerveux cérébro-spinal et dans les ganglions des nerfs encéphalo-rachidiens et du grand sympathique que l'on rencontre les globules nerveux mélangés à d'autres éléments. On en trouve encore sur le trajet des nerfs dans l'intimité des organes, où ils forment des ganglions microscopiques. Enfin, nous avons dit que le globule nerveux était un mode de terminaison spéciale des fibres nerveuses de la rétine, de l'oreille interne et de la muqueuse olfactive.

Structure des nerfs.

Les troncs et rameaux nerveux sont composés d'une quantité variable de fibres nerveuses, qui se groupent en petit nombre pour former des faisceaux primitifs, lesquels, en s'unissant entre eux, constituent des faisceaux secondaires. Les faisceaux primitifs sont limités par une enveloppe délicate de tissu conjonctif, vaguement fibrillaire et parsemé de noyaux plasmatiques; on l'a désignée sous le nom de névrilemme, en la comparant au myolemme des muscles striés (Robin). Les faisceaux secondaires sont entourés par une gaîne beaucoup plus épaisse de tissu conjonctif ordinaire, et connu sous le nom de périnerve. Dans les troncs nerveux, on trouve des fibres de toutes dimensions; cependant les grosses fibres sont plus nombreuses dans les racines antérieures et dans les nerfs moteurs, tandis que les fibres fines sont plus abondantes dans les racines postérieures, les nerfs sensitifs et les branches du grand sympathique. Ces dernières contiennent en outre une certaine quantité de fibres plates, pâles, amorphes ou à peine fibrillaires, et munies de petits noyaux ovales très-apparents, ce sont les fibres de Remack (Pl. XII, fig. II). On n'est pas encore d'accord sur la nature de ces fibres; sont-ce de véritables fibres nerveuses, comme le veut Remack, ou bien une forme de tissu connectif, comme l'admettent certains observateurs, et entre autres Kœlliker? Nous nous rattachons à cette dernière opinion, et nous considérons la fibre de Remack comme une dépendance du tissu connectif nucléolé, qui forme la gangue des ganglions nerveux (Pl. XIII, fig. III).

Les nerfs ne sont pas très-riches en vaisseaux ; ceux-ci forment un réseau à larges mailles, dont les rameaux n'arrivent que sur le névrilemme ; ils n'enveloppent jamais les fibres primitives isolées (Kœlliker).

Ganglions. Un mélange de fibres connectives très-délicates avec des noyaux ovales et un grand nombre de vaisseaux représente la trame des ganglions, dans lesquelles sont logées les cellules nerveuses (Pl. XIII, fig. III). Ce sont les débris de cette gangue connective qui, entraînés quelquefois avec les cellules, leur forment une enveloppe externe épaisse et nucléée (Pl. XIII, fig. I, 8). Nous avons déjà dit que les fibres de Remack étaient une dépendance de ce tissu ; en effet, leurs éléments constitutifs sont identiques quant à la forme, et ils se comportent de la même manière avec les réactifs chimiques.

On admet généralement que les ganglions nerveux renferment des cellules de toutes formes. Dans les ganglions spinaux, ce sont les cellules bipolaires qui prédominent, et elles sont de deux espèces. Les unes, les plus nombreuses, offrent deux pôles diamétralement opposés, dont l'un se continue avec une fibre de la moelle épinière, et l'autre avec une fibre nerveuse périphérique (Pl. XII, fig. III). Les autres cellules bipolaires ont leurs prolongements dirigés dans le même sens et toujours du côté de la périphérie. Enfin, les cellules unipolaires se continuent toujours aussi avec une fibre périphérique. Dans les ganglions sympathiques, la plupart des cellules multipolaires paraissent avoir, d'après Leydig, autant de prolongements qu'il y a de branches aboutissant à ces ganglions (Pl. XII, fig. IV).

L'étude des rapports entre les cellules et les fibres nerveuses est difficile ; il faut pratiquer des coupes très-minces sur des ganglions frais, que l'on traite ensuite par l'acide acétique ou la potasse caustique très-étendue, ou bien encore par une solution de carmin dans l'ammoniaque liquide, ainsi que le recommande Jacubowitsch. On fait aussi les mêmes coupes sur des ganglions durcis dans l'acide chromique; enfin, on peut examiner de très-petits ganglions que l'on baigne en entier dans de la potasse très-étendue, et que l'on comprime légèrement entre deux lames de verre.

Centres nerveux.

L'agencement des éléments nerveux dans les centres encéphalo-rachidiens et leur distribution sont loin d'être clairement déterminés. On sait que la moelle épinière est constituée par une masse de substance grise, entourée de toute part par la substance blanche. Celle-ci se compose presque exclusivement de fibres nerveuses, mêlées à quelques vaisseaux et à du tissu connectif rare et délicat. A l'aide de coupes longitudinales et transversales, on remarque que les fibres nerveuses sont dirigées, les unes parallèlement et les autres perpendiculairement à l'axe de la moelle. Les premières forment la masse de la substance blanche, et se trouvent partout, tandis que les secondes ne s'observent qu'à l'entrée des racines spinales. Un fait à noter encore c'est que les fibres de la moelle sont de la moyenne et de la petite espèce.

Moelle épinière.

Substance grise.

La substance grise se présente sous forme d'un prisme quadrangulaire à faces évidées. Au centre de ce prisme existe un canal qui, quelquefois, s'obstrue chez l'adulte, et qui est plus large aux deux extrémités de la moelle qu'à sa partie moyenne. Un noyau plus ou moins épais de tissu connectif, riche en cellules plasmatiques, en forme les parois, lesquelles sont tapissées à l'intérieur par une couche épithéliale cylindrique et vibratile. Virchow, Kœlliker et Leydig ont particulièrement fixé l'attention des observateurs sur cette masse de tissu conjonctif, comprise dans la substance grise de la moelle ; et il paraît que les cellules plasmatiques qu'elle contient deviennent le point de départ des produits pathologiques qui se développent dans la moelle épinière.

Rapport des cellules avec les fibres nerveuses.

Le reste de la substance grise est formée d'un mélange de vaisseaux, de fibres nerveuses fines et de cellules nerveuses étoilées, dont les plus volumineuses correspondent au sommet des cornes antérieures. Chez l'homme, on n'a pas encore pu déterminer d'une manière exacte les connexions des cellules nerveuses étoilées. Mais il n'en est pas de même pour certains animaux ; ainsi, d'après les recherches de Owsjanikow chez les poissons, chaque cellule offre cinq prolongements, qui se comportent de la manière suivante : le prolongement interne part d'une cellule, s'engage dans la commissure blanche de la moelle, puis arrive dans le faisceau médullaire du côté opposé, et là s'unit à une autre cellule (Pl. XII, fig. V, 7) ; c'est ce rameau qui établit un trait d'union entre les deux masses latérales des cellules nerveuses. Le prolongement antérieur se continue avec les racines antérieures, le postérieur avec les racines postérieures ; enfin, les prolongements supérieurs et inférieurs sont en connexion avec les fibres longitudinales de la moelle (Pl. XII, fig. V). Maintenant reste à établir si les choses se passent de la même façon chez les mammifères et chez l'homme.

Encéphale.

Les données que nous possédons sur la structure du tissu nerveux sont plus incomplètes encore pour l'encéphale que pour la moelle épinière. Dans la masse encéphalique il y a, comme dans la moelle, une substance blanche composée exclusivement de fibres nerveuses et peu vasculaires, et une substance grise où l'on observe l'élément globuleux mélangé avec des fibres nerveuses et un grand nombre de capillaires sanguins. Outre les cellules multipolaires qui s'anastomosent entre elles et qui en même temps s'unissent aux fibres nerveuses, il existe un très-grand nombre de noyaux et de cellules apolaires, principalement dans les couches superficielles de la substance grise du cerveau et du cervelet (Pl. XIII, fig. 11). Quelle est la nature de ces noyaux? Sont-ils destinés à se métamorphoser en cellules nerveuses, ou bien sont-ils les analogues des noyaux ovales mêlés aux fibres connectives des ganglions nerveux? Ce sont autant de questions qui restent sans réponse.

Quant à la distribution des fibres nerveuses dans l'encéphale, il est probable qu'elles vont d'une masse grise à l'autre et leur servent de commissure, mais rien de positif n'est établi à cet égard.

Épithélium des ventricules.

Les ventricules de l'encéphale et l'aqueduc de Sylvius, qui font suite au canal médullaire, sont revêtus comme lui d'une couche épithéliale vibratile, pour les uns, sur toute la surface, tandis que pour les autres, il ne serait réellement vibratile que dans le quatrième ventricule : c'est ce qui résulterait du moins des recherches de Leydig sur le cerveau d'un supplicié (Gazette hebd. 1854, p. 637). Au-dessous de la couche épithéliale existent quelques fibres connectives qui forment une lame extrêmement mince et dans laquelle on trouve des corpuscules amyloïdes (Virchow).

Enveloppes des centres nerveux.

Les enveloppes des centres nerveux encéphalo-rachidiens sont composées d'un feutrage plus ou moins épais de fibres connectives et élastiques. Elles possèdent peu de vaisseaux en propre et encore moins de nerfs; quant aux lymphatiques, leur existence n'est pas démontrée. La face externe du feuillet viscéral de l'arachnoïde est tapissée d'une couche épithéliale pavimenteuse, qui gagne ensuite la face libre de la dure-mère et constitue à elle seule le feuillet pariétal de la séreuse. Les corpuscules de Pacchioni, qui se trouvent le long du bord convexe de la faux du cerveau sont composés de tissu conjonctif très-dense qui renferme quelquefois des corpuscules amyloïdes et des concrétions calcaires.

Développement. Les fibres nerveuses se développent sur place et dérivent comme les autres tissus des cellules embryonnaires. Celles-ci se soudent bout à bout pour former des tubes, pendant que leur contenu se métamorphose en moelle nerveuse et en cylindre de l'axe. Il résulte des recherches de Kœlliker, faites sur la queue des têtards, que le développement des extrémités périphériques des fibres nerveuses se fait aux dépens de cellules étoilées; ce qui donnerait la clef de la formation des anses et des divisions nerveuses. Quant au développement des cellules nerveuses, il s'opère par simple changement de forme et de volume des cellules primordiales.

Régénération. Les fibres nerveuses coupées se régénèrent, mais on n'est pas d'accord sur la manière dont les phénomènes se passent. D'un côté on prétend que l'extrémité périphérique coupée disparaît et qu'elle est remplacée par une fibre de nouvelle formation; d'un autre côté on dit que la moelle seule est altérée et que la régénération s'opère par formation d'une nouvelle moelle dans l'ancien tube nerveux. Des recherches nouvelles sont donc nécessaires pour élucider ce point d'histogénèse.

CHAPITRE VI.

VAISSEAUX. — ARTÈRES. — VEINES. — CAPILLAIRES ET LYMPHATIQUES.

Les vaisseaux sont de deux espèces : les vaisseaux sanguins et les lymphatiques. Les premiers se divisent en artères, capillaires et veines; les seconds en lymphatiques proprement dits et chylifères. Divisions.

La structure des artères, des veines, des gros lymphatiques et des chylifères est à peu près la même; il y a aussi presque identité pour celle des capillaires et des petits lymphatiques.

Chacun des tissus que nous avons étudiés jusqu'à présent possède un élément spécial et caractéristique, mais il n'en est pas de même pour les vaisseaux. Aucun élément anatomique de forme déterminée ne leur appartient exclusivement; mais ce qui les distingue des autres tissus, c'est l'agencement particulier des diverses parties dont ils sont composés.

Des vaisseaux frais et desséchés sont nécessaires pour l'étude de leur structure. Sur les pièces sèches, on taille, à l'aide du rasoir, des lamelles très-minces, que l'on imbibe d'eau ensuite, pour les placer sous le microscope. Ces lamelles suffisent à l'examen des tuniques externe et moyenne, et des couches profondes de la tunique interne des gros vaisseaux ; mais, quand on veut étudier l'épithélium vasculaire et les petits vaisseaux, ainsi que les capillaires, il faut des préparations fraîches. Préparations.

Artères.

Article 1er. Artères. Lorsqu'on examine au microscope une lamelle comprenant toute l'épaisseur d'une paroi artérielle, coupée en travers ou en long, on remarque trois zones très-distinctes et superposées, lesquelles correspondent aux trois tuniques dont se compose le vaisseau, (Pl. XIV, fig. IV). La première zone, qui est la plus mince et uniformément foncée dans toute son épaisseur, correspond à la tunique interne (fig. IV, 1). La seconde zone, transparente et beaucoup plus épaisse que la précédente, correspond à la tunique moyenne (fig. IV, 2). Enfin, la troisième zone, au moins aussi épaisse que la seconde, est plus foncée dans ses couches profondes que dans ses couches superficielles; elle représente la tunique externe.

En employant un grossissement de 300 à 400, il est aisé de déterminer la nature et la distribution des éléments qui composent chacune de ces tuniques. Voici, du reste, les données fournies par l'analyse microscopique :

Tunique interne.

la tunique interne a pour limites une couche épithéliale simple, qui, examinée en place, paraît être composée de noyaux ovales englobés dans une substance amorphe; il est presque impossible de distinguer les contours des cellules à cause de leur extrême pâleur (Pl. XV, fig. I). Mais, en éraillant cette membrane, on en détache quelques cellules, qui, devenues libres, se présentent sous la forme de fuseaux fortement renflés au niveau du noyau, et qui, sous ce rapport, ont beaucoup d'analogie avec certaines cellules de la rate (Pl. XV, fig. II).

Au-dessous de cette couche épithéliale, qui est baignée par le sang, il existe une autre lamelle, que l'on désigne sous le nom de membrane fenêtrée. C'est un feuillet amorphe, de nature élastique, percé de nombreuses ouvertures très-variables de forme et de diamètre, et contenant une certaine quantité de fibres élastiques, qui sont dirigées perpendiculairement à l'axe du vaisseau (Pl. XV, fig. III, 1, 2, 3, 4).

Des fibres élastiques fines, et dirigées dans le sens de la longueur du vaisseau, forment les couches les plus profondes de la tunique interne. Cette troisième membrane est beaucoup plus épaisse que les deux précédentes, surtout dans les troncs artériels d'un certain calibre (Pl. XIV, fig. V, 1 ; Pl. XV, fig. III, 5 ; fig. IV, 1). Les valvules artérielles et l'endocarde sont une dépendance de cette tunique interne.

Tunique moyenne.

Dans la composition de la tunique moyenne, il entre des fibres élastiques et des fibres musculaires lisses. Les premières sont distribuées d'une manière uniforme, mais ne paraissent pas avoir une direction déterminée, ainsi qu'on peut s'en convaincre en examinant comparativement des coupes transversales et longitudinales (Pl. XIV, fig. V, 2 ; fig. VI, 1 ; Pl. XV, fig. IV, 6). Le réseau qu'elles forment est d'autant plus serré qu'il appartient à une artère d'un plus fort calibre, et c'est dans ses mailles que logent les fibres musculaires. Pour découvrir celles-ci, il est bon de traiter la préparation par l'acide acétique étendu. Sur les coupes transversales, on aperçoit à peine les contours des fibres, qui sont très-pâles ; mais on distingue parfaitement les noyaux en forme de bâtonnets, et dirigés perpendiculairement à l'axe des vaisseaux (Pl. XIV, fig. V, 3). Sur les coupes longitudinales, on voit beaucoup mieux les contours des fibres musculaires, qui forment des polygones plus ou moins réguliers, et au centre desquels on retrouve habituellement le noyau (Pl. XV, fig. IV, 4). Il est à noter que la distribution de ces fibres est d'une parfaite régularité dans toute l'épaisseur de la tunique moyenne.

Tunique externe.

Un feutrage de fibres conjonctives et élastiques représente la structure de la tunique externe. Les fibres élastiques sont plus condensées dans la profondeur qu'à la superficie, et la plupart sont dirigées parallèlement à l'axe du vaisseau (Pl. XV, fig. V, 1, 2; fig. VI, 1, 2).

En résumant la structure des artères d'un certain calibre, on voit que la fibre élastique forme la charpente de toutes les tuniques; mais que, dans chacune d'entre elles, elle s'associe à un élément particulier et caractéristique. Pour la tunique interne, c'est l'épithélium; pour la tunique moyenne, la fibre musculaire, et pour la tunique externe, la fibre connective. Au fur et à mesure que l'on se rapproche des plus petites branches artérielles, la fibre élastique tend à disparaître, surtout dans la tunique moyenne, qui alors est formée de fibres musculaires sans mélange (Pl. XIV, fig. VII).

Petites artères.

Les derniers rameaux de l'arbre vasculaire que nous étudions, ceux qui mesurent, par exemple, $\frac{1}{20}$ - $\frac{1}{30}$ millimètres, présentent encore les trois tuniques, mais chacune d'entre elles ne forme plus qu'une simple lamelle, et ne renferme qu'un seul élément anatomique. Aussi la tunique externe est formée par une couche très-mince de fibres conjonctives mêlées à quelques cellules plasmatiques (Pl. XV, fig. VII, 1). La tunique moyenne offre seulement des fuseaux assez courts qui indiquent que, dans ces petits vaisseaux, le tissu musculaire persiste à l'état embryonnaire (fig. VII, 2, 3). Quant à la tunique interne, elle se réduit à la membrane épithéliale (fig. VII, 4).

Veines.

ARTICLE 2. VEINES. Les veines sont construites d'après le même type que les artères, et possèdent, comme celles-ci, trois tuniques. La couche épithéliale de la tunique interne a absolument la même physionomie que celle des artères. Sur presque toutes les veines que j'ai examinées, j'ai trouvé aussi une membrane fenêtrée dont les ouvertures, fort nombreuses, sont circonscrites par un réseau de fibres élastiques très-larges (Pl. XVI, fig. IV, 1, 2). Au-dessous se trouve une troisième couche de fibres élastiques fines, qui forment un réseau plus lâche que dans la région correspondante de la tunique interne des artères, et dont les plus profondes pénètrent dans la tunique moyenne; de sorte que la limite entre les deux premières tuniques n'est pas aussi nettement établie que dans les artères (Pl. XVI, fig. II, 2). Tunique interne.

La tunique moyenne est constituée par un mélange de fibres élastiques et musculaires; mais celles-ci ne sont pas uniformément réparties (fig. II, 5, 6). Leur direction est transversale; cependant on en trouve quelquefois dans les couches externes qui sont dirigées parallèlement à l'axe du vaisseau (fig. II, 7, 8). Cette distribution inégale des fibres musculaires ne pourrait-elle pas rendre compte de la faiblesse relative de telle ou telle partie des parois veineuses et, par conséquent, de leur tendance à devenir variqueuses? Tunique moyenne.

La tunique externe ressemble en tout point à celle des artères; cependant il faut noter que, sur certains vaisseaux, principalement ceux qui appartiennent au système de la veine-porte, on a trouvé des fibres musculaires placées dans les couches profondes, et dirigées dans le sens longitudinal. La présence de ces fibres et leur direction expliquent comment les veines correspondantes diminuent de longueur, pendant qu'elles sont soumises à l'excitation galvanique. Tunique externe.

Les veines de très-petit diamètre possèdent encore Petites veines.

leurs trois tuniques ; l'intérieure est formée d'une simple couche épithéliale ; quelquefois, cependant, elle possède en outre une membrane fenêtrée à mailles étroites (Pl. XVI, fig.V, 6). Les deux autres tuniques ressemblent tout à fait à celle des artères du même calibre (fig.V, 1. 3).

Valvules. Les valvules des veines sont une dépendance de leur tunique interne. Une lamelle épithéliale pavimenteuse en forme la couche superficielle (Pl. XVI, fig. III, 1). La couche profonde est constituée par des faisceaux de fibres connectives ondulées et parallèles (fig. III, 2), et par un réseau de fibres élastiques fines mêlées à des cellules plasmatiques. Pour découvrir ces dernières, il faut employer l'acide acétique étendu, qui fait disparaître lès fibres connectives.

Vasa vasorum. Les *vasa vasorum* se composent d'artérioles et de veinules. D'après Kœlliker, on en trouve même sur les vaisseaux de très-petit calibre (1 millimètre et au-dessous) ; ils sont principalement destinés à la tunique externe ; dans la moyenne, il y en a beaucoup moins. Cet auteur n'en a pas observé dans la tunique interne.

Nerfs. Les nerfs qui fournissent aux parois vasculaires sont rares ; ils sont plutôt destinés aux organes où les vaisseaux se distribuent, qu'aux vaisseaux eux - mêmes. Ils paraissent se terminer par des extrémités libres ; on ignore encore s'ils pénètrent jusque dans la tunique interne.

Capillaires. ARTICLE 3. CAPILLAIRES. Les capillaires qui établissent la communication entre les artères et les veines ont une structure extrêmement simple. Ce sont des tubes de substance amorphe, dans laquelle sont enchâssés des noyaux ovales. Plus les capillaires sont volumineux, plus leurs parois sont épaisses et les noyaux nombreux (Pl. XV, fig.VIII ; Pl. XVI, fig. I, 1). Les plus déliés ont des parois tellement minces, que souvent elles se traduisent par une seule ligne. La transition des artères et des veines aux capillaires se fait d'une manière insensible et par la disparition successive des divers éléments organisés qui constituent les trois tuniques vasculaires.

Lymphatiques.

ARTICLE 4. VAISSEAUX LYMPHATIQUES. D'après ce qui vient d'être dit touchant l'organisation des artères et des veines, quelques mots suffiront pour la description de la structure des vaisseaux lymphatiques.

Tunique interne.

Leur tunique interne, extrêmement mince, est représentée par une simple couche épithéliale reposant sur quelques fibres élastiques fines ; encore paraît-elle réduite quelquefois à son feuillet épithélial.

Tuniques moyenne et externe.

La moyenne est presque exclusivement composée de fibres musculaires transversales ; les fibres élastiques y sont très-rares (Pl. XVII, fig. II, 2, 3). Enfin, la tunique externe diffère de celle des artères et des veines en ce qu'elle possède, dans ses couches profondes, un très-grand nombre de fibres musculaires à direction longitudinale (fig. II, 5 ; fig. III, 5). L'élément contractile entre également dans la composition des valvules, qui, pour le reste, ressemblent aux valvules veineuses (Pl. XVII, fig. IV, 3).

Les lymphatiques, comme on le voit, offrent le même type de structure que les artères et les veines, seulement ce qui les différencie de ces derniers vaisseaux c'est leur plus grande richesse en éléments contractiles.

Capillaires.

Les capillaires lymphatiques sont composés, comme les capillaires sanguins, d'un tube de substance amorphe, dans laquelle sont enclavés des noyaux ovales. Mais ce qui leur donne une physionomie particulière, ce sont des prolongements filiformes qu'ils offrent, de distance en distance, dans le cours de leur trajet et à leurs extrémités terminales (Kœlliker). Quant au siége des origines des lymphatiques (abstraction faite des chylifères), il se trouve, d'après M. Küss, sous les couches épithéliales, à l'activité desquelles leur fonction semble étroitement liée.

Ganglions lymphatiques.

Aux vaisseaux lymphatiques sont annexés des organes connus sous le nom de ganglions ou glandes lymphatiques. Ces glandes ont une enveloppe fibreuse et un contenu qui se décompose en substance corticale et en substance médullaire. La substance corticale, d'aspect granuleux à la coupe, correspond aux couches superficielles du parenchyme glandulaire. C'est une sorte de corps caverneux extrêmement délicat, dont les trabécules, composées de tissu connectif pour ainsi dire embryonnaire, naissent de la face profonde de l'enveloppe fibreuse, et servent de supports aux vaisseaux sanguins et aux lymphatiques afférents. Les cavités de la substance corticale communiquent toutes, les unes avec les centres et avec les branches terminales des lymphatiques afférents ; de plus, elles contiennent un liquide à réaction alcaline et des corpuscules organisés, parmi lesquels on distingue de petites cellules, mesurant en moyenne $^1/_{120}$ millimètre, et des noyaux sphériques, granulés, de $^1/_{200}$ à $^1/_{150}$ millimètre. Ces éléments sont identiques à ceux qu'on retrouve dans la lymphe et le chyle.

La substance médullaire, d'apparence striée, est enveloppée de toutes parts par la substance corticale, à l'exception du point correspondant aux lymphatiques afférents. Elle se compose des radicules des vaisseaux afférents, radicules qui prennent naissance dans les cavités profondes de la substance corticale, s'anastomosent les unes avec les autres, et forment ainsi un réseau dont les rameaux deviennent de plus en plus volumineux, et aboutissent à un ou deux vaisseaux lymphatiques, qui sortent par le hile de la glande.

Les artères, dont la plupart sont destinées à la substance corticale, y arrivent directement, ou bien après avoir traversé la substance médullaire, à laquelle elles abandonnent un petit nombre de rameaux. Logés dans les trabécules de la substance corticale, ces vaisseaux forment un réseau très-riche, qui se trouve en rapport immédiat avec les éléments globuleux de la glande.

Les veines, moins nombreuses et plus volumineuses que les artères, les accompagnent dans leur trajet. Les nerfs sont peu nombreux et pénètrent dans la glande avec les vaisseaux ; on ignore jusqu'à présent leur mode de terminaison.

La structure de la glande lymphatique peut se résumer de la façon suivante : La partie essentielle de la glande est représentée par une vaste excavation (substance corticale), remplie de globules et entourée d'un réseau vasculaire qui leur fournit les matériaux d'élaboration. D'une part, cette excavation communique avec les vaisseaux lymphatiques afférents, et, d'une autre part, avec les vaisseaux efférents, dans lesquels elle déverse ses produits organisés, qui, plus tard, deviennent globules blancs et peut-être globules rouges du sang.

Développement des vaisseaux.

Les vaisseaux se développent sur place. Leur première apparition se fait sous forme de petites colonnes de cellules qui se détachent du fond commun constituant le feuillet vasculaire de l'embryon. Une partie des cellules qui occupent l'axe de ces colonnes se liquéfie, tandis que l'autre partie devient globule sanguin. Les cellules qui sont situées en dehors de l'axe subissent des métamorphoses diverses et finissent par constituer les trois tuniques vasculaires que l'on connaît.

Le développement des capillaires s'opère de la façon suivante : Des cellules ovales se soudent bout à bout, puis les cloisons qui les unissent se résorbent et disparaissent, de sorte que chaque série de cellules se transforme ainsi en un petit canal dont les parois amorphes offrent de distance en distance des noyaux, tels qu'on le voit sur les capillaires de l'adulte. Les anastomoses s'établissent au moyen de petits prolongements canaliculés qui naissent des parois des troncs et qui, en marchant dans divers sens, s'unissent les uns aux autres. Kœlliker a aussi constaté qu'un certain nombre de cellules étoilées s'unissent par leurs prolongements aux canaux déjà formés et concourent de cette manière à la formation du réseau capillaire. Les prolongements, en augmentant de diamètre, deviennent de véritables vaisseaux capillaires et le corps de la cellule correspond au confluent des branches vasculaires.

Sang. Le même observateur prétend qu'un grand nombre de gros vaisseaux dérivent d'anciens capillaires autour desquels les cellules qui les enveloppent, se transforment en tuniques vasculaires.

Sang et Lymphe. Au point de vue histologique, le sang et la lymphe ont une composition fort simple. Les éléments organisés du sang sont de deux espèces : les globules rouges et les globules blancs. Les globules rouges ont la forme d'une lentille biconcave et mesurent en moyenne $^1/_{166}$, $^1/_{150}$ millimètres de largeur et $^1/_{1000}$, $^1/_{700}$ d'épaisseur (Pl. I, fig. I, 1. 2). Leur enveloppe est tellement mince qu'elle paraît se confondre avec le contenu; celui-ci est constitué par une substance amorphe, assez consistante, très-élastique et colorée en jaune rougeâtre par une certaine quantité d'hématine. Exposés à l'air, ces globules s'altèrent rapidement dans leur forme et offrent habituellement des dentelures à leur surface (Pl. I, fig. I, 3). La masse des globules rouges forme, d'après Schmidt, la moitié de la masse totale du sang.

Globules blancs.

Les globules blancs diffèrent des précédents par leur forme et leur volume. Ce sont des corpuscules sphériques mamelonnés à leur surface et mesurant en moyenne $^1/_{100}$, $^1/_{80}$ millimètre (Pl. I, fig. 1. 4). Leur contenu granulé et transparent, renferme quelquefois un noyau qui remplit presque le globule, mais le plus souvent, ce sont de petites vésicules brillantes qui deviennent plus apparentes sous l'influence de l'acide acétique. Jusqu'à présent on a cherché vainement des caractères différentiels entre ces globules et ceux du pus. Le rapport des globules blancs aux globules rouges établis par Moleschott est de 1 : 357. Dans certains cas de leucémie, il s'est élevé jusqu'à 2 : 3 et 1 : 2 (Virchow).

Plasma.

La partie liquide du sang ou plasma se coagule après sa sortie des vaisseaux. Une portion reste à l'état liquide (*serum*), et l'autre se prend en une masse assez consistante et élastique (caillot). Dans le serum on rencontre une petite quantité de globules rouges et blancs qui nagent au milieu d'un liquide incolore. Le caillot, qui emprisonne les éléments globuleux du sang, se compose d'une substance d'aspect très-finement granuleux ou fibrillaire, mais nullement organisée (fibrine).

Globules lymphatiques.

Les éléments solides de la lymphe sont des globules qui ressemblent tout à fait aux globules de la substance corticale des glandes lymphatiques et aux globules blancs du sang. Ces corpuscules qui mesurent en moyenne $^1/_{142}$ - $^1/_{80}$

millimètre, se trouvent en quantité considérable dans les vaisseaux qui sortent des ganglions, tandis qu'ils sont en très-petit nombre dans les lymphatiques radiculaires ou afférents. On trouve en outre, dans les chylifères, une quantité variable de granulations sphériques, de nature graisseuse et qui proviennent des aliments, elles sont très-rares dans les lymphatiques proprement dits.

Le liquide lymphatique extrait des vaisseaux se coagule aussi et forme un caillot dont la composition est identique à celle du caillot sanguin. Kœlliker affirme que la lymphe ne renferme pas de globules rouges; ceux qu'on y a trouvés y sont arrivés à la suite de déchirures des vaisseaux sanguins.

Formation des globules rouges.

La formation des globules rouges chez l'embryon s'opère avons-nous dit, par métamorphose des cellules primordiales qui occupent l'axe des vaisseaux en voie de développement. Ces cellules ne se distinguent pas d'abord des autres cellules embryonnaires, mais bientôt elles se chargent d'hématine, pendant qu'elles s'aplatissent un peu et que le noyau tend à disparaître. Leur multiplication se fait par scission. Chez l'adulte, le développement des globules rouges paraît se faire aux dépens des globules lymphatiques qui s'aplatissent et se chargent de matière colorante, pendant que leur noyau se résorbe. Kœlliker, en s'appuyant sur des faits d'anatomie comparée, affirme que les choses se passent ainsi.

CHAPITRE VII.

GLANDES.

Les glandes sont des organes de forme et de volume très-variables ; elles sont caractérisées par des excavations revêtues ou remplies de cellules et débouchant à la surface de la peau ou des muqueuses soit directement, soit par l'intermédiaire de canaux particuliers désignés sous le nom de canaux excréteurs. Définition.

On appelle glandes sanguines et follicules clos, des organes constitués par une ou plusieurs excavations fermées de toute part et remplies de globules.

Le parenchyme des glandes (partie essentielle ou sécrétante) se compose ou bien de tubes, ou bien de demi-vésicules accolées en certain nombre les unes aux autres et s'ouvrant dans un canal commun, de manière à figurer des espèces de grappes. De là, deux sortes de glandes : les glandes en grappe et les glandes en tube. Division.

Généralement les glandes sont circonscrites à l'extérieur par une lame plus ou moins épaisse de tissu conjonctif. De la face profonde de cette enveloppe se détachent des lamelles ou trabécules qui se dirigent en divers sens et divisent ainsi le parenchyme glandulaire en une certaine quantité de segments (lobes, lobules) ; elles servent en outre de supports aux vaisseaux et aux nerfs destinés à ces organes. Les vésicules ou les tubes sécrétants ont une membrane propre (membrane fondamentale), d'habitude très-mince et amorphe ; quelquefois elle est assez épaisse et offre à Structure générale.

l'extérieur une lamelle fibrillaire (testicules, poumons, etc.). Sur sa face interne s'étale une simple couche épithéliale ordinairement polyédrique ou bien un epithélium stratifié qui remplit les vésicules ou les canaux sécréteurs. Sur sa face externe rampent les vaisseaux qui forment un réseau capillaire plus ou moins serré.

Nerfs. Les nerfs accompagnent les vaisseaux et sont relativement peu nombreux; leur mode de terminaison n'est pas encore bien connu, cependant il est probable qu'il a lieu par des extrémités libres.

Canaux excréteurs. Les canaux excréteurs ont une tunique externe formée ordinairement d'un mélange de fibres connectives et élastiques et de fibres musculaires lisses; leur tunique interne est représentée par un revêtement épithélial qui diffère de celui du parenchyme glandulaire. Quelques canaux excréteurs renferment dans leurs parois des petites glandes en grappe (foie, pancréas, poumon).

Glandes en grappe. ARTICLE PREMIER. GLANDES EN GRAPPE. Les glandes en grappe ne diffèrent les unes des autres dans leur structure, que par certains détails qui n'ont réellement d'importance qu'au point de vue de la disposition épithéliale. Aussi, afin d'éviter des répétitions inutiles qu'entraînerait infailliblement la description de chaque glande en particulier, nous exposerons la structure de quelques-uns de ces organes qui deviendront des types autour desquels se grouperont naturellement leurs analogues. Et d'abord commençons cette étude par les glandes les plus simples, les glandes salivaires, par exemple.

Glandes salivaires. En examinant une coupe très-mince de la glande sub-linguale, on remarque que les culs-de-sac terminaux sont des demi-vésicules composées de deux tuniques. La tunique externe ou membrane fondamentale se présente sous l'aspect d'une lamelle ou d'un liséré amorphe transparent et très-mince ($^1/_{800}$ millimètre). La tunique interne, qui revêt la précédente, est constituée par une simple couche de cellules polyédriques, à contours extrêmement pâles et mesurant en moyenne $^1/_{100}$ de millimètre. Les noyaux foncés sont très-apparents et remplissent presque les cellules (Pl. XVIII, fig. I, 1).

Trois ou quatre de ces culs-de-sac s'adossent les uns aux autres, s'ouvrent dans un canalicule commun et forment ainsi un lobule microscopique. Plusieurs de ces canalicules munis de leurs culs-de-sac aboutissent à un canal un peu plus large et donnent naissance, par leur réunion, aux lobules que nous distinguons à l'œil nu (Pl. XVII, fig. V). Enfin, de la jonction d'un certain nombre de lobules à un canal volumineux, résulte la formation des lobes, lesquels communiquent à leur tour avec le tronc du canal excréteur. Celui-ci est composé à l'extérieur d'une membrane de tissu connectif et à l'intérieur d'une couche épithéliale cylindrique. La glande possède une enveloppe commune, formée d'un feutrage plus ou moins épais de fibres conjonctives et élastiques ; de sa face profonde partent des lamelles qui pénètrent entre les lobes et les lobules, les séparent les uns des autres et leur apportent en même temps leurs vaisseaux et leurs nerfs.

Vaisseaux et nerfs.

Les vaisseaux forment un réseau assez riche, étalé sur la face externe des vésicules. Les nerfs accompagnent les principales branches du système vasculaire, mais ils ne paraissent pas aboutir jusqu'aux culs-de-sac sécréteurs. Les notions que l'on possède sur l'origine et la distribution des lymphatiques sont à peu près nulles.

A ce premier type se rattachent les glandes salivaires et

muqueuses de la cavité buccale, du pharynx, de l'œsophage et les glandes de Brunner, la glande lacrymale, les glandes muqueuses de la conjonctive, du vagin, de la vulve, les glandes de Bartholin et de Cowper, enfin les glandes qui sont enclavées dans les canaux excréteurs du foie, du pancréas et du poumon.

Poumons.

Poumons. Les bronches, comme on le sait, forment un arbre dont les branches principales se détachent du tronc à angle aigu, tandis que les ramifications terminales s'échappent des branches à angle droit. Lorsque l'on observe une de ces petites branches terminales, on voit que ses parois sont criblées d'ouvertures qui conduisent dans des excavations (lobules), mesurant en moyenne 1 millimètre et dont la structure est assez compliquée. Chacun de ces lobules ressemble à un poumon de grenouille; en effet, on remarque sur leur face interne de grandes vésicules ou dépressions (Pl. XIX, fig. 1, 1) divisées en trois ou quatre vésicules secondaires (fig. 1, 2) et largement ouvertes dans la cavité commune. Mais cette dernière, au lieu de former un grand vide au centre du lobule, comme on le voit dans le poumon de la grenouille, constitue une sorte de corps caverneux par l'entre-croisement de quelques trabécules qui se détachent des cloisons vésiculaires.

Lobules.

Il nous a semblé cependant que tous les lobules ne sont pas construits exclusivement d'après ce type; un certain nombre d'entre eux nous ont paru être de simples ampoules des parois bronchiques, offrant des dépressions vésiculaires mais privées de trabécules, en un mot, de véritables poumons de batraciens. Souvent on voit, près du sommet d'une lobule, des ouvertures latérales qui le font communiquer avec quelques lobules voisins, mais le nombre de ces derniers est assez restreint.

Les lobules primitifs que nous venons de décrire, unis les uns aux autres, pour ainsi dire sans substance intermédiaire, constituent les lobules secondaires. Ceux-ci ont la forme de pyramides dont la base est dirigée vers la périphérie du poumon, tandis que le sommet correspond aux bronches. Ils sont séparés les uns des autres par une lame interstitielle très-mince de tissu connectif. Leur diamètre peut aller jusqu'à 2 centimètres et même au delà; chez l'adulte habituellement, les contours de la base de ces lobules sont chargés d'une ligne de pigment plus ou moins foncée.

Les parties constitutives des vésicules pulmonaires sont, en procédant de dehors en dedans : 1° une membrane fondamentale; 2° un revêtement épithélial. Un réseau de fibres élastiques fines forme la première; ces fibres sont tassées principalement au niveau des cloisons intervésiculaires (Pl. XIX, fig. II, 1), et constituent aussi la partie centrale des trabécules. La nature de cette membrane explique l'élasticité puissante des poumons. Vésicules pulmonaires.

Le revêtement épithélial se compose d'une simple couche de cellules polyédriques à contours assez pâles, mesurant en moyenne $^1/_{100}$ de millimètre, et dépourvue de cils vibratiles; leur noyau est volumineux ($^1/_{133}$ de millimètre) et rempli de granulations foncées (Pl. XIX, fig. II, 2; fig. III). Cette couche épithéliale existe aussi sur les trabécules; c'est par l'atrophie graisseuse de ses éléments globuleux que nous a paru constamment débuter le tubercule pulmonaire. Épithélium.

Si des vésicules et des lobules pulmonaires on pénètre dans les bronches, on rencontre d'abord un épithélium stratifié dont le nombre des couches croît avec la largeur des canaux aériens. Les cellules profondes sont plus ou Bronches. Tunique épithéliale.

moins régulièrement polyédriques et n'offrent rien de particulier dans leur structure; mais les plus superficielles sont coniques et leur base qui regarde l'axe du tuyau bronchique, offre un bourrelet amorphe sur lequel sont implantés des cils vibratiles (Pl. I, fig. VII). Dans les bronches les plus fines, la couche profonde de l'épithélium disparaît et il ne reste que la couche vibratile.

Tunique muqueuse. Immédiatement en dehors de cette tunique épithéliale vibratile, se trouve la tunique ou membrane muqueuse, constituée par une trame délicate de fibres connectives et élastiques. Ces dernières ont une direction longitudinale et occupent la couche externe de la membrane; dans les bronches d'un certain calibre elles forment des petits faisceaux longitudinaux blanchâtres, que l'on aperçoit parfaitement à l'œil nu. Des fibres musculaires lisses à direction circulaire enveloppent la membrane muqueuse. Dans la trachée et ses deux grosses divisions, ces fibres n'occupent que la partie membraneuse du canal, et on a pu constater leur union avec les extrémités des cerceaux cartilagineux (Kœlliker). C'est encore dans ces canaux que l'on a rencontré quelques faisceaux musculaires longitudinaux placés en dehors des fibres circulaires.

Tunique fibreuse. Enfin la tunique externe ou fibreuse se compose d'un feutrage assez épais de fibres connectives et élastiques. Elle contient en outre des petites plaques cartilagineuses de diverses formes qui occupent seulement les régions antérieure et latérales de la trachée et des grosses bronches, tandis qu'elles sont réparties sur toute la circonférence des autres canaux pulmonaires. Il faut observer que ces lamelles cartilagineuses sont d'autant plus petites et plus rares qu'elles appartiennent à des canaux plus grêles. Elles disparaissent complétement dans les bronches de 1 millimètre de diamètre; du reste, celles-ci ne sont véritablement composées que d'une muqueuse extrêmement délicate, doublée à l'extérieur de quelques rares fibres musculaires et tapissée à l'intérieur d'un épithélium vibratile.

Des glandules en grappe sont logées dans l'épaisseur des parois de la trachée et des bronches. Très-nombreuses dans la première partie de l'arbre bronchique, elles deviennent plus rares dans les rameaux de petit calibre; d'après Kœlliker on n'en trouve plus sur les bronches de 2 à 3 millimètres de diamètre. Le corps de la glande qui n'atteint guère que $1/2$ millimètre, est situé dans la couche profonde de la muqueuse ou bien repose sur la face interne de la tunique fibreuse. L'épithélium du cul-de-sac est polyédrique, tandis que celui des canaux excréteurs qui s'ouvrent dans les bronches est cylindrique non vibratile.

Les plèvres sont des membranes séreuses et, comme telles, ont une structure peu compliquée. Elles se composent d'un feutrage assez dense de fibres connectives et élastiques et présentent sur leur face libre une simple couche épithéliale pavimenteuse. Un grand nombre de vaisseaux leur arrivent de diverses sources (artères bronchiques et pulmonaires, intercostales et mamaires internes) et les pénètrent par leur face adhérente; mais ils ne paraissent occuper que les couches les plus superficielles de ces membranes. Enfin, l'on a constaté dans leur épaisseur des filets nerveux venant du grand sympathique, du nerf vague et du nerf phrénique. Plevre.

Les artères destinées aux poumons sont de deux sortes: les artères bronchiques et les artères pulmonaires. Ces dernières accompagnent les bronches jusqu'à leur termi- Artère pulmonaire.

naison et, pendant leur trajet, offrent des divisions très-multipliées dont quelques-unes seulement fournissent aux plus petites bronches, tandis que les autres se rendent aux vésicules pulmonaires. Avant de se résoudre en réseaux capillaires, les petites branches artérielles se placent dans les interstices lobulaires, s'anastomosent les unes avec les autres et forment ainsi pour chaque lobule une couronne vasculaire qui rappelle la disposition des rameaux de la veine-porte autour des lobules hépatiques. De ce cercle artériel, partent en tout sens un grand nombre de ramuscules, qui en s'anastomosant les uns avec les autres, constituent un réseau capillaire à mailles très-fines ($^1/_{100}$ de millimètre) qui rampe dans la couche profonde des vésicules pulmonaires. Parmi ces branches terminales de l'artère pulmonaire, quelques-unes abandonnent les lobules et vont se jeter dans la plèvre viscérale.

Veines.

Les radicules des veines pulmonaires qui naissent de ce réseau, s'étalent d'abord sur les vésicules pulmonaires en restant plus superficielles que les capillaires ; puis elles s'engagent dans les interstices lobulaires, s'unissent les unes aux autres pour former des branches plus considérables et achèvent leur trajet, soit isolément, soit en s'accolant aux artères pulmonaires.

Artères bronchiques.

Les artères bronchiques donnent à tout l'arbre aérien et aux plèvres. Parmi les rameaux terminaux, il en est qui s'anastomosent avec les artères et les veines pulmonaires, ce sont ceux qui fournissent aux plus petits canaux bronchiques ; les autres aboutissent à des veinules correspondantes qui ramènent le sang dans la veine-cave supérieure.

Lymphatiques.

Les lymphathiques sont les uns superficiels et rampent sous les plèvres, les autres sont profonds et accompagnent les bronches et les gros vaisseaux. Dans les interstices lobulaires, de nombreuses anastomoses s'établissent entre ces deux systèmes qui l'un et l'autre viennent se jeter dans les ganglions lymphatiques situés au niveau des racines pulmonaires. On n'a pas encore constaté de ganglions dans la partie vésiculaire des poumons.

Nerfs.

Le nerf vague et le grand sympathique fournissent les nerfs pulmonaires. Ceux-ci s'accolent aux bronches et à l'artère pulmonaire, et offrent sur leur trajet de petits amas de cellules nerveuses; leur mode de terminaison est encore inconnu.

Développement.

D'après M. Coste, l'apparition des poumons se révèle par un petit bourgeon médian de la paroi antérieure de l'œsophage. Ce bourgeon est creux à l'intérieur et communique avec l'œsophage au moyen d'une fente verticale qui deviendra plus tard, par l'allongement de ses parois, le larynx et la trachée. Bientôt le bourgeon primitif se divise en deux bourgeons latéraux pour former les deux poumons. Plus tard, chaque petite masse latérale se divise à l'infini sous forme de végétations vésiculeuses et se transforme de cette façon en parenchyme pulmonaire. Enfin, le développement s'achève par les métamorphoses variées que subissent les cellules embryonnaires et desquelles résultent les divers éléments histologiques qui composent le tissu des organes respiratoires.

Pour Bischoff et la plupart des embryologistes Allemands, les poumons apparaîtraient d'abord sous forme de deux bourgeons pleins, qui plus tard deviendraient creux par la colliquation des cellules centrales; quant à l'achèvement du développement il s'opérerait comme il vient d'être dit plus haut.

Glandes sébacées.

Glandes sébacées. Les glandes sébacées, qui presque toutes sont annexées aux follicules pileux, possèdent un canal excréteur qui la plupart du temps reste indivis et se termine par un renflement considérable (Pl. XVIII, fig. II). Ce renflement, ou corps de la glande, offre sur toute sa face interne des dépressions qui correspondent aux vésicules des glandes que nous venons de décrire. Quelquefois, un certain nombre d'entre elles s'isolent incomplétement de la cavité commune par un léger collet et constituent ainsi des lobules (fig. III, 2). La membrane propre est amorphe et très-mince, mais à l'extérieur se trouve une couche de tissu fibrillaire qui la renforce (Pl. XVIII, fig. II, 5). Sa face interne supporte une ou deux couches de jeunes cellules, dont le contenu finement granuleux et transparent, permet de voir facilement les noyaux qui sont plus foncés (fig. II, 2). Au-dessus de cette couche épithéliale, on trouve d'autres cellules qui diffèrent des précédentes et par leur volume et par leur contenu. On remarque en effet qu'elles augmentent de volume au fur et à mesure qu'elles se rapprochent du centre de l'excavation commune ; pendant cet accroissement, le noyau disparaît et le contenu se métamorphose en gouttelettes de graisse (fig. II, 1 ; fig. IV, fig. V, 2). Enfin près du canal excréteur, les cellules arrivées au maximum de leur développement et ne pouvant plus résister à la pression du contenu qui augmente toujours, éclatent et laissent échapper une quantité considérable de gouttelettes de graisse qui représentent le produit de sécrétion de la grande sébacée (Pl. XVIII, fig. II, 4).

Structure

Le canal excréteur s'ouvre d'ordinaire dans le follicule correspondant, cependant il aboutit quelquefois directement à la surface de la peau, et dans ce cas, la partie du canal qui correspond à l'épiderme n'a pas de parois propres (fig. II, 6).

Il n'y a rien de particulier à dire sur l'appareil vasculaire des glandes sébacées; quant aux nerfs, on ignore si elles en possèdent en propre. Vaisseaux et nerfs.

Les glandes sébacées se développent par bourgeonnement de la couche épidermique externe de la gaine du poil, ou bien de la couche muqueuse de l'épiderme. A la surface du bourgeon primitif en apparaissent d'autres qui, en se multipliant, constituent les vésicules de la glande, tandis que le collet de ce même bourgeon primitif s'allonge pour former le canal excréteur. Selon Valentin, c'est pendant la dernière quinzaine du quatrième mois que l'on aperçoit les premiers rudiments des glandes sébacées. Développement.

Les glandes de Meibomius ne sont qu'une agglomération de petites glandes sébacées qui aboutissent toutes à un long canal excréteur commun (Pl. XXVII, fig. III). Glandes de Meibomius.

La glande mammaire qui, pour la forme extérieure, ressemble tout à fait aux glandes salivaires, est identique aux glandes sébacées au point de vue de son épithélium, au moins pendant la lactation. Ce qui la rapproche encore des glandes sébacées, c'est sa situation anatomique et son mode de développement. Mamelles.

Les éléments histologiques du lait se réduisent à de simples petites perles graisseuses très-brillantes, dont les contours sont nets et foncés et qui nagent librement dans un liquide transparent (Pl. XVIII, fig. VI, 4). Pendant les premiers jours de la lactation, on rencontre une certaine quantité de ces perles graisseuses, qui au lieu d'être libres, sont agglomérées en petites masses arrondies et forment ce que l'on appelle les globules de colostrum (fig. VI, 2). Dans le cas d'inflammation de la glande mammaire, ces corpuscules de colostrum apparaissent dans le liquide sécrété. La bonne qualité du lait s'établit Lait.

par la grande quantité et l'égalité de volume des petits globules de graisse libre.

Division des glandes.

Si nous comparons entre elles les glandes que nous venons d'étudier, seulement au point de vue de leur revêtement épithélial, nous voyons que ces organes se divisent naturellement en deux groupes : 1° glandes à épithélium simple; 2° glandes à épithélium stratifié. A ces deux variétés d'épithélium glandulaires se rattachent deux modes différents de sécrétion. Dans les glandes à épithélium simple, le plasma du sang passe à travers la couche épithéliale, s'y modifie et sort par le canal excréteur, sans entraîner avec lui d'éléments solides : c'est une sécrétion *par simple filtration.* Dans les glandes à épithélium stratifié, le plasma sanguin, en traversant les cellules, provoque chez elles une activité vitale plus grande ; elles se multiplient et augmentent de volume rapidement pendant que leur contenu se modifie dans tel ou tel sens; puis contenant et contenu se désagrègent, tombent en deliquium et deviennent ainsi le produit sécrété; c'est ce que l'on peut appeler *sécrétion par végétation* épithéliale.

Au premier mode de sécrétion se rattachent les glandes salivaires et la nombreuse famille des glandes muqueuses; au second mode appartiennent les glandes sébacées seulement et la glande mammaire. Nous verrons plus tard que ces considérations s'appliquent également aux glandes en tubes.

Glandes de Lieberkühn.

ARTICLE 2. GLANDES EN TUBE. Les glandes en tube les plus simples sont les glandes de Lieberkühn qui, comme on le sait, sont dispersées dans toute l'étendue de l'intestin grêle et du gros intestin. Elles se présentent sous forme de tubes droits dont une extrémité est ouverte à la surface de la muqueuse intestinale, tandis que l'autre extrémité, en forme de cul-de-sac et légèrement renflée, correspond aux couches profondes de cette même membrane (Pl. XXVI, fig X). Leur largeur est en moyenne de $^1/_{13}$ à $^1/_{10}$ de millimètre. Un liséré très-mince et amorphe les limite à l'extérieur et constitue leur membrane fondamentale. Sur sa face externe rampent les vaisseaux sanguins qui sont destinés aux glandes, et sur sa face interne repose une simple couche de cellules cylindriques qui sont disposées d'une façon très-régulière autour de la cavité glandulaire qu'elles circonscrivent (Pl. XXVI, fig. XI, 1, 2). Celle-ci a $^1/_{60}$ à $^1/_{50}$ de millimètres de largeur.

Développement.

Le développement de ces glandes se fait aux dépens du feuillet épithélial de l'intestin qui se déprime en doigt de gant. Il en sera plus amplement question à propos de la muqueuse intestinale.

Glandes de l'estomac.

Les glandes à pepsine qui se trouvent près du cardia et les glandes muqueuses situées près du pylore ne sont autres que des glandes de Lieberkühn composées. Elles sont formées de plusieurs petits tubes (2 à 6) en tout semblables à ceux qui viennent d'être décrits et qui s'unissent à un canal excréteur commun. Dans les glandes muqueuses le revêtement épithélial des tubes sécréteurs et du canal excréteur est le même, et se compose de cellules coniques semblables à celles des glandes de Lieberkühn ; elles mesurent $^1/_{133}$ à $^1/_{100}$ de millimètre et leur noyau $^1/_{200}$ de millimètre (Pl. XXV, fig. VIII). L'épithélium du canal excréteur des glandes à pepsine ne diffère en rien du précédent, mais les cellules des canaux sécréteurs sont plus volumineuses ($^1/_{50}$ de millimètre) et elles ont une forme polyédrique (Pl. XXVI, fig. 1). Quelquefois elles soulèvent la membrane fondamentale des canaux sécréteurs, de sorte que ceux-ci paraissent bosselés à leur surface. D'après

Kœlliker, l'épithélium de ces glandes composées s'infiltre de graisse, phénomène que ne présentent pas les glandes de Lieberkuhn. Mais ce fait n'est pas constant, et il est probable que la présence ou l'absence des particules graisseuses dans l'épithélium des glandes en question, correspond à une période d'activité ou de repos de la muqueuse stomacale.

Glandes de l'utérus. Les glandes de la muqueuse utérine ont absolument la même physionomie que les glandes en tube de l'estomac. Comme ces dernières, elles se composent d'un seul tube ou bien de deux tubes réunis à un canal excréteur commun, et leur épithélium est formé d'une simple couche de cellules coniques. Comme la plupart d'entre elles ont dans leur longueur des dimensions qui l'emportent sur l'épaisseur de la muqueuse, elles se plient sur elles-mêmes et leur extrémité cœcale devient flexueuse.

Les glandes du col utérin sont moins longues que celles du corps. Quand leur orifice s'oblitère, le produit des sécrétions accumulées dans leur intérieur les distend et les déforme; elles deviennent alors sphériques et constituent ce que l'on appelle les œufs de Naboth.

Structure. *Glandes sudoripares.* Ces glandes en tube occupent les régions profondes du derme (Pl. XXIII, fig. I, 8). Le corps de la glande ou glomérule se présente sous forme d'une petite masse sphéroïdale mesurant en moyenne $^1/_2$ millimètre. Il se compose d'un tube enroulé sur lui-même et se termine par une extrémité borgne qui rarement se bifurque (Pl. XIX, fig. IV). Une lamelle très-mince ($^1/_{800}$, $^1/_{600}$ de millimètre) et anhiste en constitue la membrane fondamentale qui, du reste, est renforcée par une gangue de tissu connectif très-riche en cellules plasmatiques (fig. IV, 4), et que l'on peut considérer comme formant la paroi fibreuse de la glande. Sur la face interne du tube anhiste repose une simple couche d'épithélium pavimenteux de $^1/_{200}$ de millimètre d'épaisseur (fig. VI, 2). Enfin un réseau vasculaire assez serré embrasse le glomérule et lui apporte les matériaux nécessaires à la sécrétion. On ignore encore les rapports de la glande avec le système nerveux.

Le canal excréteur, en sortant du glomérule, marche sans décrire de courbes jusqu'au fond d'un sillon de la surface du derme, puis il traverse l'épiderme en se contournant en spirale et vient s'ouvrir obliquement à la surface de la peau (Pl. XXIII, fig. I, 9). Dans l'épiderme, le canal excréteur n'a pas de parois propres, ce sont les cellules épidermiques qui le limitent; mais dans le derme, il en possède réellement et elles se composent de deux couches: l'une, l'externe, épaisse ($^1/_{100}$ de millimètre) et fibrillaire, renferme quelquefois des fibres musculaires lisses que l'on retrouve dans la gangue du glomérule (Kœlliker); l'autre, l'interne, mince ($^1/_{600}$ de millimètre), anhiste, et qui est revêtue d'un épithélium semblable à celui de la glande (Pl. XIX, fig. V, fig. VI).

Glandes cérumineuses.

Les glandes cérumineuses qui appartiennent à l'oreille externe, ressemblent tout à fait par la forme générale aux glandes sudoripares; elles n'en diffèrent que par l'agencement et la nature des cellules épithéliales. Ainsi, au lieu de s'étaler en une simple couche à l'intérieur du tube sécréteur, les cellules forment un épithélium stratifié qui remplit complétement la cavité glandulaire (Pl. XIX, fig. VII, 2). De plus, elles se chargent d'un pigment jaunâtre et s'infiltrent de graisse en abondance, caractère qui rapproche ces glomérules, au point de vue de la sécrétion, des glandes sébacées. Les grosses glandes sudoripares de l'aisselle nous paraissent de même espèce que les glandes cérumineuses, car leur contenu est identique.

Développement. Le développement des glandes sudoripares s'accomplit du cinquième au huitième mois de la vie embryonnaire. Elles apparaissent d'abord sous forme de bourgeons cellulaires qui partent des couches profondes de l'épiderme et qui plongent dans le derme. Primitivement, ce sont des petits cylindres pleins et légèrement renflés à leur extrémité dermique. En grandissant, ils atteignent les couches profondes du derme qu'ils ne dépassent pas; mais comme leur accroissement en longueur marche toujours, ils se courbent et s'enroulent sur eux-mêmes, de manière à constituer les glomérules, tels qu'on les observe chez l'adulte. Pendant que ces changements s'opèrent dans les dimensions et dans la forme extérieure des glandes sudoripares, on remarque que le cylindre se canalise, et ce phénomène a lieu probablement par la désagrégation et la fonte des cellules centrales. Enfin, à la suite des transformations morphologiques diverses des cellules superficielles, les parois des canaux glandulaires se trouvent constituées.

Préparation. Les préparations nécessaires pour l'étude des glandes en tube qui viennent d'être décrites sont des plus faciles. Il suffit, au moyen de ciseaux, d'enlever des lamelles très-minces de la muqueuse intestinale en pratiquant des coupes parallèlement et perpendiculairement à la surface de cette membrane. On opérera de la même façon sur la peau avec un rasoir, et on emploiera l'acide acétique et la potasse étendue afin de donner plus de transparence aux tissus.

Reins. Structure. *Reins.* Lorsqu'on fait une coupe du rein selon son grand diamètre et passant le hile, le parenchyme glandulaire offre deux aspects différents : près du bord concave et au centre de la glande il est strié et partout ailleurs il est granuleux. La partie striée (cônes, substance médullaire, pyramide de Malpighi) se présente sous forme de sections de cône dont la base est dirigée vers la périphérie de l'organe, tandis que le sommet libre (papille) correspond au hile. La partie granuleuse (substance corticale) consitue non-seulement l'écorce de l'organe, mais s'engage encore entre les cônes jusqu'au niveau des papilles, sous forme de dentelures désignées sous le nom de colonnes de Bertin.

La surface des papilles est criblée d'ouvertures de $^1/_5$ de millimètre de diamètre. Chacune d'elle conduit dans un canal droit qui, dans son trajet, offre un grand nombre de divisions dichotomiques à angle très-aigu. Arrivées à la base des cônes médullaires, toutes les branches de division du canal primitif qui, jusque-là avaient marché en droite ligne, s'infléchissent en tous sens pour constituer la substance corticale, et se terminent enfin par une extrémité renflée en rapport avec un peloton vasculaire appelé glomérule de Malpighi (Pl. XX, fig. I, 2. 3). Il est à noter que la base des cônes médullaires est limitée par une ligne dentelée, de sorte qu'au niveau de chaque saillie on trouve des canaux droits englobés dans des canaux flexueux (fig. I, 1).

D'après cette description, on voit que chaque canal droit primitif donne naissance à un faisceau de tubes (pyramide de Ferrein, lobule rénal) qui ont une direction rectiligne dans les cônes médullaires (tubes de Bellini) et qui deviennent flexueux dans la substance corticale (tubes de Ferrein).

Les canaux droits primitifs mesurent en moyenne $^1/_6$ de millimètre, les tubes de Bellini $^1/_{25}$ de millimètre, les tubes de Ferrein $^1/_{15}$ de millimètre et leur extrémité renflée $^1/_{10}$ de millimètre.

Une membrane tout à fait hyaline et dont l'épaisseur équivaut à peine de $^1/_{1400}$ à $^1/_{1200}$ de millimètre représente la tunique externe ou membrane fondamentale des canaux sécréteurs; on ne la voit réellement bien que sur les parties dépourvues d'épithélium (Pl. XX, fig. II, 4). La tunique interne ou épithéliale, dix fois plus épaisse au moins que la précédente, est formée d'une simple couche de cellules polyédriques à contours ordinairement pâles et dont le noyau, assez volumineux et foncé, apparaît très-nettement au milieu du contenu finement granuleux et transparent (fig. II, 5, 7). L'atrophie graisseuse de cette tunique est la lésion principale des tubes rénaux dans la maladie de Brigth. Ces deux membranes constituent à elles seules les tubes rénaux jusqu'à leurs ampoules terminales où apparaît un élément de plus que nous allons étudier.

Artères. L'artère rénale se divise en une douzaine de branches qui se placent entre les cônes médullaires, pénètrent dans la substance corticale et arrivent ainsi jusqu'à la surface du rein. Dans leur trajet, qui est à peu près rectiligne, ces branches fournissent un grand nombre de rameaux aux lobes entre lesquels elles passent et quelques ramuscules à l'enveloppe fibreuse de la glande. Les fines ramifications de l'artère rénale gagnent, après leur naissance, les espaces interlobulaires et marchent en droite ligne vers la périphérie de l'organe. Pendant leur parcours au milieu de la substance médullaire, elles n'offrent rien de particulier relativement à leur distribution, mais aussitôt arrivées dans la substance corticale, elles fournissent de distance en distance des petites branches (vaisseaux afférents) qui rayonnent en tous sens et qui, après un très-court trajet, traversent les parois des canaux sécréteurs et pénètrent ainsi dans leur ampoule terminale (Pl. XX, fig. III, 1; fig. IV, 4. 5). Là, chaque vaisseau afférent se divise en quelques rameaux capillaires qui deviennent très-flexueux, se pelotonnent et forment un petit corps sphéroïde connu sous le nom de glomérule de Malpighi. Ce corpuscule remplit complétement l'ampoule des tubes de Ferrein, et on remarque que toute sa surface est revêtue de l'épithélium rénal. Sur des reins de cabiai, nous avons pu constater à plusieurs reprises les rapports qui viennent d'être indiqués entre le glomérule et le revêtement épithélial des tubes corticaux; nos recherches sur les reins d'homme nous ont conduit au même résultat (Pl. XXVII, fig. IV, 5).

Glomerule de Malpighi.

Du glomérule part un capillaire (vaisseau efférent) qui traverse les parois de l'ampoule par le même pertuis que le vaisseau afférent ou bien par un pertuis propre, placé tout près du précédent; puis il se divise en un grand nombre de ramifications qui s'anastomosent entre elles et avec celles des vaisseaux efférents voisins. De ces anastomoses résulte un réseau capillaire qui embrasse les tubes urinifères; dans la substance corticale il est très-serré (Pl. XX, fig. III, 5), mais dans le cône médullaire, ses mailles s'allongent et le nombre des vaisseaux décroît (fig. III, 6). Ceux-ci se continuent par des petites veines à direction rectiligne qui se jettent enfin dans la grande veine rénale.

Vaisseaux efférents.

L'origine des lymphathiques du rein est mal déterminée, et il en est de même pour la terminaison des nerfs qui pénètrent dans l'organe avec les vaisseaux.

Lymphathiques.

La structure du rein peut donc se résumer de la façon suivante: à une orifice papillaire, succède un canal qui, abstraction faite de ses divisions, est rectiligne dans les cônes médullaires, devient flexueux dans la substance corticale et s'y termine par une ampoule dans laquelle est logé le glomérule de Malpighi. Celui-ci naît des petites artères interlobulaires par le vaisseau afférent, et il fournit le vaisseau efférent duquel émane le réseau capillaire qui enveloppe les tubes urinifères et se jette enfin dans la veine rénale. Les canaux sécréteurs sont composés de deux tuniques : l'une, l'externe est très-mince et amorphe; l'autre, l'interne, beaucoup plus épaisse, est représentée par une couche épithéliale qui, arrivée à l'ampoule terminale, enveloppe de toute part le glomérule de Malpighi. Rien de précis à l'égard des nerfs et des lymphatiques (Pl. XX, fig. IV).

Tunique fibreuse. L'enveloppe du rein (tunique albuginée) est composée d'un feutrage de fibres connectives et élastiques; sa face interne est unie à la substance corticale par des vaisseaux et des trabécules délicates, sa face externe se continue par des lamelles fibreuses avec le panicule adipeux qui embrasse la glande; arrivée au niveau du hile, elle se soude aux calices.

Uretère. Le canal excréteur ou uretère s'élargit en haut pour former le bassinet et les calices, et aboutit inférieurement à la vessie. En procédant de l'extérieur à l'intérieur, on trouve dans la composition des parois de ce canal: 1° une tunique fibreuse, 2° une tunique musculaire à fibres lisses, constituée en dehors par des faisceaux longitudinaux et en dedans par des faisceaux circulaires; 3° une tunique muqueuse avec son revêtement épithélial stratifié, qui passe des calices sur les papilles en s'amincissant. Les cellules profondes sont assez régulièrement ovales, les superficielles ont les formes et les dimensions les plus variées, et ressemblent tout à fait aux cellules dites *cancéreuses ;* l'épithélium de la vessie qui fait suite à celui de l'uretère, offre la même physionomie; celui de l'urèthre se compose d'éléments cylindriques et ovales réguliers dans leurs formes.

L'urine pure, telle qu'elle sort d'un rein sain, n'offre rien à noter au point de vue histologique. C'est un liquide dans lequel on ne rencontre aucun élément organisé, si ce n'est cependant quelques rares cellules qui se détachent des parois des uretères, de la vessie et de l'urèthre, et qui sont entraînées au dehors pendant la mixtion. Urine.

Les reins se développent derrière les corps de Wolff et tout à fait indépendamment d'eux. Ils naissent du feuillet muqueux de l'intestin, mais les données que l'on possède sur les transformations que subissent ces organes pendant leur développement, ne sont pas assez nettement définies pour que nous en fassions mention dans cet ouvrage. Développement.

Des lamelles très-minces, taillées à l'aide du rasoir sur un rein durci par la cuisson, des coupes de même espèce faites sur des reins frais et des reins injectés avec de la couleur à l'huile fine, détrempée préalablement dans de l'essence de térébenthine bien pure, telles sont les préparations utilisées pour l'étude de ces glandes. Préparation.

Testicule. L'enveloppe du testicule (tunique albuginée) est de même nature que l'enveloppe propre du rein. Sa face externe, sauf la partie correspondante au hile, est revêtue d'une simple couche épithéliale, appartenant au feuillet viscéral de la tunique séreuse ; sa face interne est en rapport immédiat avec les tubes sécréteurs. Au niveau du hile, cette membrane offre un épaississement assez considérable (corps d'Highmore) qui s'enfonce, sous forme de crête, dans le parenchyme glandulaire, et donne naissance aux cloisons interlobulaires. Dans l'intérieur du Testicule. Structure.

corps d'Highmore existe un réseau (réseau de Haller, réseau testiculaire) d'où sortent d'un côté les tubes sécréteurs, et d'un autre côté, les canaux efférents.

Vaisseaux droits.

De la profondeur du réseau de Haller naissent vingt à trente canaux rectilignes, mesurant en moyenne $^1/_5$ de millimètre (vaisseaux droits) et qui, après un court trajet, se divisent en plusieurs branches. Chacune de celles-ci devient très-flexueuse (Pl. XXI, fig. 1) et se subdivise en plusieurs rameaux qui s'anastomosent entre eux et se terminent soit par des anses, soit par des extrémités borgnes. Quelquefois, un seul de ces rameaux, mais le plus souvent deux ou trois, intimement unis, constituent une lobule de forme pyramidale ou conique, dont le sommet aboutit aux canaux droits, tandis que la base occupe la périphérie de l'organe. On rencontre assez souvent des canaux de communication d'un lobule à l'autre.

Canaux efférents.

L'extrémité antérieure du réseau de Haller donne naissance à une douzaine de canaux (canaux efférents) qui, par leur réunion, forment la tête de l'épididyme. Tout après leur sortie du corps d'Highmore, ces canaux s'infléchissent un grand nombre de fois sur eux-mêmes, et vont aboutir successivement à l'épididyme; chacun d'eux figure un cône (cône séminifère) dont le sommet correspond au réseau de Haller. Enfin, le canal de l'épididyme, après avoir fourni le corps, la queue et le *vas aberrans* de cet organe, se continue par le canal déférent.

Canalicules spermatiques.

Les canalicules spermatiques et les canaux droits qui leur font suite, ont des parois très-épaisses qui se composent de plusieurs couches distinctes. L'externe, qui est la plus épaisse ($^1/_{100}$ de millimètre), est de nature fibreuse et très-riche en cellules plasmatiques (Pl. XXI, fig. II, 1); l'interne très-mince et parfaitement anhiste (fig. II, 2), est unie, d'une part avec la couche précédente et, d'autre part, est en rapport immédiat avec un épithélium stratifié qui oblitère complétement la lumière du canalicule sécréteur (fig. II, 3). Les cellules qui le constituent sont assez volumineuses, polyédriques et présentent la plupart, chez l'adulte, une infiltration graisseuse. Le réseau de Haller n'a, pour ainsi dire, pas de parois propres, il est creusé dans le corps fibreux d'Highmore.

Epididyme et canal déférent.

Dans l'épididyme, l'élément musculaire lisse vient s'ajouter à ceux que nous connaissons déjà, et l'épithélium est cylindrique (Pl. XXI, fig. III). Le canal déférent se compose, en procédant du dehors en dedans: 1° d'une tunique fibreuse; 2° d'une tunique musculeuse à faisceaux longitudinaux et circulaires ; 3° d'une tunique muqueuse, tapissée d'une simple couche épithéliale pavimenteuse. Les vésicules séminales, dont les parois sont moins épaisses, offrent du reste la même structure que le canal déférent.

Vaisseaux et nerfs.

Les artères logées d'abord dans les cloisons interlobulaires, se jettent ensuite sur les canaux séminifères et les entourent d'un réseau assez lâche. Les veines suivent le trajet des artères; quant aux lymphatiques, ils sont très-nombreux, accompagnent les vaisseaux du cordon et aboutissent aux ganglions lombaires. Les nerfs, assez rares, s'appliquent sur les artères et pénètrent avec elles dans les glandes, mais on ignore encore leur mode de terminaison.

Sperme.

Le sperme est un liquide alcalin, incolore, dans lequel on rencontre des éléments accessoires, tels que cellules et débris de cellules, et des éléments essentiels et caractéristiques, c'est-à-dire des corpuscules filiformes doués de mouvement et que l'on connaît sous le nom de spermatozoaires ou spermatozoïdes. Ceux-ci se présentent sous forme de filaments très-déliés dont une extrémité renflée en amande constitue la tête, à laquelle succède un long fil terminé en pointe extrêmement fine et qui représente la queue. A la ligne de jonction de ces deux parties existe un petit sillon ou espèce de collet, sur les côtés duquel on trouve quelquefois un petit appendice tuberculeux (Pl. XXI, fig. IV). Malgré la plus grande attention, on ne voit aucune trace d'organe dans toute la masse du spermatozoïde, la substance qui le compose est homogène, transparente et anhiste. Les mouvements des spermatozoïdes persistent assez longtemps après la mort (10 à 24 heures); l'eau et les acides les arrêtent, mais les liquides légèrement alcalins les réveillent.

Développement des spermatozoïdes.

Ces éléments, qui forment la partie essentielle de la sécrétion du testicule, se développent de la manière suivante : Lorsqu'on examine l'épithélium des canaux sécréteurs, on remarque que les cellules centrales sont, en général plus volumineuses que les autres et offrent une végétation endogène plus ou moins active (Pl. XXI, fig. V). Ainsi on rencontre des cellules qui renferment jusqu'à dix noyaux. Outre le nucléole qui se révèle dans chaque noyau sous forme d'une vésicule brillante et sphérique, il existe sur un point de sa périphérie une tache allongée (fig. V, 3), à laquelle succède bientôt un filament plus long et plus mince qui s'enroule sur lui-même en grandissant et qui occupe également la périphérie du noyau (fig. V, 7). Lorsque les noyaux sont arrivés à leur complet développement, la cellule-mère ne pouvant plus les contenir, éclate, et ils deviennent libres. Bientôt les éléments dont ils se composent, se dissocient et tombent en deliquium. Alors la queue du spermatozoïde se déroule (fig. V, 8), puis la tête elle-même se dégage et le développement est achevé.

Sur des testicules de cabiai, nous avons pu suivre à plusieurs reprises les transformations que subit la cellule épithéliale pour produire les spermatozoïdes, et nous avons toujours vu que les phénomènes se passaient tels que nous venons de l'exposer; c'est-à-dire que chaque noyau donne naissance à un fil spermatique. Les observations faites chez l'homme à cet égard s'accordent avec les précédentes.

Développement du testicule.

Le testicule se développe aux dépens de la masse interne du corps de Wolff, tandis que le canal excréteur est formé par le conduit externe du même organe. Le *vas aberrans* vient de la partie centrale du corps de Wolff qui, pour certains observateurs, donnerait aussi naissance à l'épididyme.

Les métamorphoses histologiques, qui s'opèrent dans le cours du développement du testicule, ne sont pas encore assez bien connues pour que nous les relations dans cet ouvrage.

Les observations faites à l'égard du revêtement épithélial et du mode de sécrétion des glandes en grappe s'appliquent également aux glandes en tube. Les glandes à épithélium simple et à sécrétion par filtration sont: les glandes en tube de l'intestin, celle de l'utérus, les glandes sudoripares, le rein et la glande biliaire.

Les glandes à épithélium stratifié et à sécrétion par végétation cellulaire sont les glandes cérumineuses et spermatiques.

Article III. Glandes mixtes. L'ovaire, sous certains rapports, ressemble aux glandes folliculeuses, mais il s'en éloigne par la présence d'un canal excréteur et par la déhiscence de ses follicules; le foie, par son double appareil biliaire et glycogène, participe et des glandes tubuleuses et des glandes sanguines. La structure de ces deux organes permet donc d'en former un petit groupe distinct qui établit naturellement un trait d'union entre les deux catégories des glandes vraies et des glandes folliculeuses et sanguines.

Ovaire.

Structure.

Ovaire. L'enveloppe de l'ovaire (tunique albuginée) est identique à celle du testicule et, comme elle, est revêtue de toute part, le bord droit excepté (hile), par une membrane séreuse. Sa face interne adhère intimement au parenchyme de l'organe et se confond avec lui. Celui-ci se compose d'une masse fibrillaire mélangée à une grande quantité de vaisseaux et au milieu de laquelle sont disséminés les ovisacs ou vésicules de Graaf. Au niveau du bord droit de l'ovaire, l'élément fibreux est plus condensé qu'ailleurs, et forme avec l'albuginée une sorte de corps d'Highmore où on ne rencontre pas d'ovisacs; mais un peu plus loin, et jusqu'à la périphérie du parenchyme, on en trouve un grand nombre et de toutes dimensions, cependant les plus volumineux sont habituellement situés immédiatement au-dessous de la tunique albuginée.

Ovisac.

L'ovisac a pour limite une enveloppe fibro-vasculaire composée des mêmes éléments que le parenchyme, mais plus condensés. La couche superficielle de cette membrane, qui adhère lâchement au tissu ambiant, est moins vascularisée que la couche profonde. Sur celle-ci repose un épithélium stratifié (couche granuleuse), qui augmente considérablement d'épaisseur vers le point correspondant à l'albuginée, pour constituer le disque proligère dans l'intérieur duquel repose l'ovule ou l'œuf (Pl. XXI, fig. VI, 2, 3, 4). Le reste de la cavité de l'ovisac est rempli par un liquide albumineux qui contient des cellules ou des débris de cellules détachées de la membrane granuleuse.

L'enveloppe propre de l'ovule (zone transparente, membrane vitelline) est épaisse ($^1/_{100}$ de millimètre), transparente et tout à fait anhiste. Le contenu ou vitellus, de consistance un peu liquide, renferme une grande quantité de fines granulations de nature probablement graisseuse. Sur un point de la périphérie du vitellus, existe un noyau sphérique et brillant connu sous le nom de vésicule germinative ou de Purkinje. Enfin ce noyau contient lui-même un nucléole auquel on a donné le nom de tache germinative ou de Wagner. Ovule.

On sait qu'ordinairement l'ovisac contient un seul ovule, cependant il peut arriver qu'il en renferme deux; c'est ce que nous avons observé une fois sur un ovaire d'adulte (Pl. XXI, fig. VII, 1, 2). Nous avons également constaté la segmentation du vitellus sur un autre œuf de la même femme, ce qui prouve que ce phénomène peut avoir lieu dans l'intérieur de l'ovaire sans fécondation préalable (fig. VIII).

La trompe de Fallope ou oviducte qui sert de canal excréteur à l'ovaire après la chute de l'œuf, se compose de trois tuniques: la première est séreuse et appartient au péritoine; la seconde est musculo-vasculaire; la troisième est une membrane muqueuse, dont la surface est plissée dans le sens longitudinal et supporte une simple couche épithéliale cylindrique et vibratile. Le mouvement des cils fait marcher le conteuu de l'oviducte de l'intérieur à l'extérieur, par conséquent facilite la descente de l'œuf vers la cavité utérine. Trompe de Fallope.

L'utérus qui fait suite à l'oviducte, possède les mêmes tuniques que lui; seulement la seconde est beaucoup plus développée, surtout pendant la gestation. Quant à la troisième tunique, elle est un peu plus compliquée dans sa Utérus.

structure; la portion qui appartient au corps est tomenteuse comme celle de l'oviducte, mais celle du col est surmontée de papilles lamellaires et filiformes; ces derniers siégent près de l'orifice inférieur ; de plus nous savons déjà que cette membrane contient un grand nombre de glandes en tubes qui ont été décrites plus haut (p. 76).

Vagin.

Le vagin possède également trois tuniques: l'externe est fibreuse, la moyenne, musculo-vasculaire, et l'interne, muqueuse. Cette dernière membrane offre à sa surface un grand nombre de larges plis, surtout vers son extrémité inférieure, et un nombre plus grand encore de papilles coniques. Son épithélium est épais et stratifié; jusqu'à présent on n'a pas découvert de glandes dans l'épaisseur de ses parois.

Vaisseaux et nerfs.

Les artères de l'ovaire pénètrent dans cet organe par son bord droit, puis se divisent en un grand nombre de rameaux très-flexueux, qui se perdent les uns dans le parenchyme et l'albuginée, tandis que les autres vont former dans la couche profonde de la membrane propre de l'ovisac un réseau plus ou moins serré. Les veines suivent le trajet des artères et vont aboutir aux veines ovariques et utérines. Les lymphatiques dont on ne connaît pas parfaitement l'origine, accompagnent les vaisseaux sanguins et se jettent ensuite dans les ganglions lombaires et pelviens correspondants. Quant aux nerfs, ils s'accolent aux vaisseaux et arrivent avec eux dans les glandes, mais on ignore leur mode de distribution et de terminaison.

Développement.

C'est aux dépens de la masse interne du corps de Wolff que se développe l'ovaire, et ce qui le distingue du testicule, c'est qu'il ne se soude pas avec son canal excréteur. Il est d'abord constitué exclusivement par des cellules embryonnaires, dont la plus grande partie se transforme en les divers éléments qui composent les glandes; les autres cellules sont destinées à la formation des ovaires. Il est très-facile de voir sur des ovaires d'embryon ou d'enfant que ces poches sont garnies à l'intérieur d'une couche de cellules épithéliales qui enveloppent une autre cellule centrale plus volumineuse; cette dernière deviendra plus tard l'ovule, et les autres, en se multipliant, formeront la couche granuleuse et le disque proligère.

Le corps de Rosenmüller situé entre les lames péritonéales qui unissent l'ovaire à la trompe, et formé d'un certain nombre de canaux sans issue, représente les débris de la partie centrale du corps de Wolf, et correspond au *vas aberrans* chez l'homme. Corps de Rosenmüller.

Foie. Le foie est enveloppé par une membrane de tissu connectif qui embrasse de toute part la glande, et qui, arrivée au sillon transverse, se réfléchit sur les canaux qu'elle y rencontre et pénètre avec eux dans le parenchyme en leur formant une gaîne connue sous le nom de capsule de Glisson. La face externe de cette enveloppe est intimement unie au péritoine dans toute son étendue, excepté au niveau du bord postérieur, du sillon transverse et de la gouttière biliaire; la face interne envoie dans la profondeur des trabécules délicates qui la rattachent assez solidement au parenchyme glandulaire. Foie.

Celui-ci se présente à l'œil nu, sous l'aspect de petites granulations de $1/2$ à 1 millimètre de diamètre, violacées, et dont le centre est habituellement plus foncé que les contours. Du reste, cette teinte varie beaucoup, car elle dépend de la réplétion plus ou moins complète du système de la veine-porte et de la veine sus-hépatique, et aussi de l'infiltration graisseuse plus ou moins abondante des cellules hépatiques. Chez l'homme, le pourtour de ces granulations (*acini*, lobules) est assez vague, mais il en est autrement chez le porc, où chaque lobule forme un petit polyèdre indépendant des lobules voisins et dont les bords sont très-nettement dessinés.

Lobules. Chaque lobule hépatique représente par sa structure un foie tout entier : il suffira donc d'en étudier un seul pour avoir une idée exacte de l'histologie de cette glande. Dans un lobule on trouve : 1° une masse considérable de cellules ; 2° l'appareil vasculaire des veines porte et sus-hépatique ; 3° l'appareil biliaire composé des canaux biliaires et de l'artère hépatique.

Les cellules sont de deux espèces : les unes, qui constituent la presque-totalité de la masse épithéliale, se présentent sous forme de polyèdres volumineux ($^1/_{40}$ de millimètre) et irréguliers ; un noyau presque toujours infiltré de graisse, des gouttelettes de graisse libre et une très-grande quantité de granulations fines et pâles que Schiff regarde comme un amidon animal, en représentent le contenu (Pl. XXII, fig. IV, 1). Les autres cellules, beaucoup plus petites ($^1/_{100}$ de millimètre) et bien moins nombreuses, ont une forme polyédrique régulière et un contenu finement granulé et ordinairement privé de graisse (fig. IV, 2).

Dans les espaces interlobulaires, espaces très-apparents chez le porc, on trouve les petites branches de la veine porte (veines interlobulaires) qui fournissent aux lobules entre lesquels elles sont situées (Pl. XXII, fig. I, 2, 3). Si l'on envisage ces veines interlobulaires dans leurs rapports avec un seul lobule, on remarque qu'elles lui forment une espèce de couronne vasculaire, de la concavité de laquelle naissent un grand nombre de ramuscules qui se capillarisent tout après leur naissance (fig. I, 4 ; fig. II, 2). Ils s'anastomosent très-fréquemment entre eux et forment ainsi un réseau à mailles assez serrées ($^1/_{20}$ de millimètre) qui se jette au centre du lobule dans une petite branche veineuse appartenant à la veine sus-hépatique (fig. III, 2). Chez l'homme, les lobules n'étant pas nettement délimités, on ne remarque pas de couronne vasculaire de la veine porte, mais le réseau capillaire a la même physionomie et la même distribution (fig. II).

Les grosses cellules hépatiques, ordinairement accolées deux à deux, remplissent les mailles des capillaires, et forment elles-mêmes dans leur ensemble un réseau épithélial qui pénètre le réseau vasculaire. L'agencement des éléments que nous venons d'étudier constitue l'appareil glycogène du foie.

Canaux hépatiques.

Les canaux hépatiques entrent dans le sillon transverse du foie avec l'artère hépatique, la veine porte, et accompagnent ces vaisseaux jusqu'aux lobules. Dans leur parcours, ils fournissent un assez grand nombre de branches arborescentes, dont les plus volumineuses présentent entre elles de nombreuses anastomoses, tandis que les plus petites restent indépendantes et s'appliquent sur la périphérie des lobules. De ces petits rameaux périlobulaires naissent des tubes qui pénètrent peu profondément dans les lobules et s'y terminent en cul-de-sac ; ils sont revêtus à l'intérieur d'une simple couche épithéliale formée par les petites cellules dont nous avons parlé plus haut (Pl. XXII, fig. VI, 5, 6, 7). Sur les canaux biliaires qui ont au delà de $^1/_{40}$ de millimètre, l'épithélium pavimenteux fait place à un épithelium cylindrique (Kœlliker). Enfin les canaux hépatiques proprement dits, cystique et cholédoque renferment dans leurs parois l'élément musculaire et un assez grand nombre de petites glandes en grappe.

L'artère hépatique accompagne les canaux biliaires jusqu'aux lobules, leur fournit un grand nombre de branches et se jette enfin dans le réseau de la veine porte.

Ce second appareil, formé par les canaux biliaires et l'artère hépatique, représente une glande en tube. Le foie est donc composé de deux glandes qui se pénètrent réciproquement; l'une de ces glandes (glande sanguine) est en rapport avec la sécrétion du sucre, et l'autre (glande en tube) avec la sécrétion de la bile. La physiologie du foie si bien établie par M. Claude Bernard, et l'anatomie comparée légitiment complétement cette manière de voir.

La terminaison des canaux biliaires a fait l'objet de recherches les plus variées, et le nombre des théories que l'on a exposées dénote l'incertitude où l'on est encore à cet égard. Nous avons admis que le foie se compose de deux glandes distinctes, parce que, comme nous l'avons déjà dit, la physiologie et l'anatomie comparée le prouvent; et nous avons décrit les canaux biliaires comme terminés en cul-de-sac, parce que nous avons constaté deux fois ce fait sur un foie cirrhotique, et nous savons que M. le professeur Küss a déjà fait la même observation depuis plusieurs années sur un foie syphilitique.

Vésicule biliaire.

La vésicule biliaire offre dans ses parois les mêmes éléments que les gros canaux biliaires. La tunique muqueuse présente à la surface de nombreux plis qui s'entre-croisent et leur donnent un aspect gaufré; elle est tapissée par un épithélium cylindrique, dont les cellules jaunâtres sont très-pâles et souvent privées de noyau (Pl. XXII, fig. V).

Lymphatiques.

Les lymphatiques forment deux réseaux, l'un superficiel, situé dans l'épaisseur de l'enveloppe du foie; l'autre, profond, qui suit les divisions de la veine porte; ils communiquent fréquemment entre eux et vont aboutir, d'un côté au ganglion thoracique et d'un autre côté aux ganglions abdominaux.

Nerfs.

Les nerfs qui viennent du grand sympathique et du pneumo-gastrique s'accolent à l'artère hépatique et présentent la même distribution; mais on ignore encore leur mode de terminaison dans l'intérieur des lobules.

Développement.

Les premières traces du foie apparaissent sous forme de deux bourgeons cellulaires qui occupent, l'un la couche externe, l'autre la couche interne ou épithéliale des parois de l'intestin. Quant aux métamorphoses ultérieures de ces bourgeons, les observations de la plupart des embryologistes permettent d'arriver aux conclusions suivantes: Pendant que le bourgeon externe grandit, en enveloppant le tronc de la veine omphalo-mésentérique, et constitue ainsi une masse parenchymateuse qui représente le système de la veine porte embrassée de toute part par les grandes cellules hépatiques, le bourgeon interne offre une végétation ramescente, dont les branches tubuleuses se distribuent dans l'intérieur du bourgeon externe pour former le système ou la glande biliaire. En même temps que s'opèrent ces changements dans la forme générale des bourgeons, les cellules primordiales qui en composent la masse, subissent à leur tour les métamorphoses les plus variées pour former les divers tissus qui entrent dans la composition du foie.

Préparation.

Des coupes très-minces de foie frais et des injections faites avec de la couleur à l'huile détrempée dans l'essence de térébenthine, telles sont les préparations les plus usitées pour l'étude de cette glande.

Follicules clos de l'intestin

ARTICLE IV. GLANDES FOLLICULEUSES ET GLANDES SANGUINES. Les glandes folliculeuses les plus simples sont les follicules isolés du tube intestinal. Ce sont de petits corps sphériques qui siégent dans les couches profondes de la muqueuse, et dont le volume varie entre 1 et 2 millimètres ; ils sont limités à l'extérieur par une enveloppe fibroïde parsemée de cellules plasmatiques. Leur contenu grisâtre et assez consistant se compose d'une grande quantité de globules arrondis de $^1/_{100}$ à $^1/_{60}$ de millimètre, ayant la plus grande analogie avec les cellules que renferment les ganglions lymphatiques. Des vaisseaux nombreux s'appliquent d'abord sur l'enveloppe, puis pénètrent dans le follicule en convergeant au centre ; à la périphérie ils s'anastomosent assez fréquemment, mais vers le centre ils forment des anses nombreuses qui donnent à l'injection un aspect très-élégant (Pl. XXVI, fig. XIII, 2). Kœlliker a trouvé des nerfs dans les follicules de la langue et, d'après ce même auteur, E. Weber y aurait rencontré des origines de vaisseaux lymphatiques. On cherche en vain à la surface de l'enveloppe un orifice de communication avec l'extérieur. En se fondant sur la structure de ces organes et sur certaines relations pathologiques qui existent entre eux et les ganglions du mesentère, on arrive à conclure légitimement, ce nous semble, à leur identité avec les ganglions lymphatiques. Cette opinion est soutenue, du reste, par les histologistes les plus distingués de l'Allemagne.

Les follicules clos constituent à eux seuls les follicules isolés de l'intestin et la partie essentielle des plaques de Peyer, des amygdales, des follicules de la langue et du pharynx. La structure des vésicules du thymus autorise à ranger cet organe dans la même catégorie.

Corps thyroïde.

Corps thyroïde. L'enveloppe fibreuse du corps thyroïde se continue par sa face profonde avec des trabécules délicates de tissu connectif, qui interceptent des espaces dans lesquels sont logés les vésicules de la glande (Pl. XXII, fig. VIII). Chaque vésicule est donc limitée par une lamelle formée de fibres connectives et dans l'épaisseur de laquelle on rencontre en outre bon nombre de cellules plasmatiques et une grande quantité de vaisseaux (fig. VIII, 2, 3). Une simple couche d'épithélium polyédrique tapisse la face interne de la vésicule et un liquide albumineux en remplit la cavité. Chez le fœtus et l'enfant, la couche épithéliale est composée de cellules de $1/_{80}$ de millimètre, à contenu finement granuleux et dont le noyau mesure $1/_{133}$ de millimètre. Mais chez l'adulte et chez le vieillard, il est fort difficile de trouver l'épithélium intact et bien nettement séparé du contenu liquide ; le plus souvent, on remarque l'infiltration graisseuse des cellules, et dans le liquide on rencontre une grande quantité de gouttelettes de graisse et de noyaux qui attestent la désagrégation et la fonte de ces éléments (fig. VIII, 4). C'est sans doute dans les vésicules ou follicules du corps thyroïde que prennent naissance la plupart des produits pathologiques qui affectent cette glande. L'aspect lobulé du corps thyroïde tient à l'agrégation des follicules en petites masses qui restent plus ou moins indépendantes les unes des autres.

Les vaisseaux sanguins ne sont remarquables que par leur grande quantité et par le réseau délicat qu'ils vont former dans les enveloppes de chaque follicule. Rien de précis à l'égard de la distribution des lymphatiques et de la terminaison des filets nerveux que fournit le grand sympathique. Vaisseaux.

Les observations relatives au développement de la glande thyroïde, n'ont pas fourni de résultats assez positifs pour que nous les relations dans cet ouvrage. Développement.

Rate. *Rate.* La rate est un organe dont la structure laisse encore beaucoup de points à élucider : voici du reste ce qu'il est permis d'établir à cet égard d'après les travaux des plus habiles micrographes. L'enveloppe de cette glande vasculaire est semblable à celle du foie, elle adhère intimement, d'une part au péritoine et d'une autre part au parenchyme glandulaire ; au niveau du hile, elle se réfléchit sur les vaisseaux et leur fournit une espèce de capsule de Glisson.

Parenchyme. Le parenchyme se compose d'une sorte de corps caverneux, dont les trabécules, de nature fibreuse, aboutissent et s'insèrent à la face profonde de l'enveloppe commune et dont les mailles contiennent une bouillie de couleur lie de vin, que l'on appelle la pulpe splénique. Il faut encore indiquer, comme faisant partie du parenchyme, des petits corps sphériques annexés aux artères et désignés sous le nom de corpuscules de Malpighi.

Nous avons dit que l'enveloppe fibreuse de la rate se réfléchit sur les vaisseaux, et leur forme une capsule ou gaîne en continuité avec les trabécules. L'artère splénique fournit, près du hile, un certain nombre de branches qui, en pénétrant dans la glande, restent indépendantes les unes des autres et constituent chacune, par ses divisions, une sorte de pinceau vasculaire. Sur les artérioles de $^1/_{30}$ à $^1/_{10}$ de millimètre, reposent des petits corps blanchâtres, arrondis, de $^1/_4$ à $^1/_2$ millimètre, et que nous connaissons déjà : ce sont les corpuscules de Malpighi. Leur structure est identique à celle des follicules de l'intestin. Ils ont une enveloppe très-mince de tissu connectif, se confondant avec la gaîne des artères, et leur contenu se compose des éléments que l'on rencontre dans les ganglions lymphatiques (cellules sphériques de $^1/_{150}$ à $^1/_{70}$ de

Corpuscules de Malpighi.

millimètre et noyaux libres) ; Kœlliker y signale en outre la présence de globules sanguins normaux et à divers degrés d'altération. Leydig a représenté le réseau vasculaire qui pénètre dans ce corpuscule et complète ainsi sa ressemblance avec le follicule clos; aussi cet auteur n'hésite-t-il pas à considérer le corpuscule de Malpighi comme un petit ganglion lymphatique.

Pulpe splénique.

La pulpe splénique, qui est traversée par les plus fins vaisseaux et les trabécules les plus délicates, renferme des éléments de diverse nature. Sa masse principale se compose de cellules semblables à celles des corpuscules de Malpighi (Pl. XXII, fig. VII, 1); des débris de globules rouges, du pigment sanguin et des cellules volumineuses, (1/40 de millimètre) multinucléaires forment le reste. Parmi ces derniers éléments, il en est qui offrent une formation endogène de globules rouges, c'est au moins ce qu'il est permis de conclure d'après le dessin de Otto Funke dans son Atlas de chimie physiologique. Mais Kœlliker prétend, au contraire, que ces cellules ne sont primitivement que des amas de globules sanguins autour desquels se dépose une membrane qui les transforme en cellules; ces noyaux (anciens globules rouges) subiraient plus tard une métamorphose rétrograde, et cet auteur donne des dessins à l'appui de son opinion. Est-il permis, après cela, de considérer la rate avec Otto Funke, comme un foyer de formation de globules rouges, ou bien avec Kœlliker, comme un organe destructeur de ces mêmes globules ?

Au milieu des éléments extraits de la rate, on rencontre encore des cellules fusiformes et fortement renflées au niveau du noyau. En comparant la forme de ces corps avec les cellules épithéliales des vaisseaux, il est difficile de ne pas les considérer comme des éléments de la même espèce (fig. VII, 2). Cependant Führer (Gazette hebd., 1855, p. 314) leur assigne une autre nature et leur fait jouer un grand rôle physiologique. Pour lui, les cellules fusiformes, renflées en forme d'anévrisme, ne sont autres que des tubes ajustés entre eux bout à bout et communiquant avec les capillaires de la rate, et le noyau est le futur globule rouge du sang. Führer s'est sans doute laissé entraîner par le désir d'établir une analogie entre ces fuseaux et les dilatations artérielles que l'on observe chez les poissons, et il aura méconnu leur nature épithéliale.

Veines. Les plus petites veines naissent des capillaires, restent pendant un certain temps indépendantes et s'accolent plus tard aux artères. Les lymphatiques superficiels et profonds se réunissent au niveau du hile et vont ensuite se jeter dans le canal thoracique. Les nerfs sont nombreux et s'accolent aux artères; ils paraissent se terminer par des extrémités libres.

Il est une question très-obscure, c'est celle de savoir quels sont les rapports de la pulpe splénique avec le système veineux. Est-elle complétement en dehors des vaisseaux, comme le veulent certains observateurs, ou bien les mailles qui la contiennent sont-elles des dilatations veineuses, et, dans ce cas, font-elles partie du torrent circulatoire? Les recherches qui nous paraissent les plus concluantes, tendent à établir la parfaite indépendance des mailles qui logent la pulpe splénique; cependant on ne peut pas les accepter comme une démonstration du fait.

Développement. On n'est pas d'accord sur le lieu d'origine de la rate. Arnold prétend que primitivement (7e, 8e semaine) cet organe se confond avec le pancréas; Bischoff dit l'avoir vu naître de la grande courbure de l'estomac chez des embryons de vache ; enfin, pour d'autres observateurs, la rate se développe aux dépens d'un blastème d'abord indépendant et qui plus tard se soude au grand cul-de-sac de l'estomac. Quant aux métamorphoses histologiques que l'organe subit pendant son accroissement, il n'y a rien de bien établi à ce sujet.

Capsule surrénale. La nature et le rôle physiologique de cet organe sont encore inconnus. Cependant il semble que, par certains éléments qui entrent dans sa composition et qui forment la presque totalité de sa partie centrale, il se rapproche davantage du système nerveux que des glandes folliculeuses. Capsule surrénale.

La capsule surrénale possède une enveloppe mince, de nature fibreuse et qui est unie au parenchyme par des trabécules délicates. En faisant une coupe qui divise complétement la glande, on remarque qu'elle se compose de deux substances dont l'une forme l'écorce et l'autre le centre. La première (substance corticale) de 1 à 2 millimètres d'épaisseur, assez consistante, brunâtre est un peu plus foncée dans les couches superficielles que dans les couches profondes. Au milieu du tissu fibrillaire qui en forme la charpente, existent de nombreuses cavités allongées et remplies de cellules volumineuses ($^1/_{50}$ à $^1/_{40}$ de millimètre), et qui offrent la plupart une infiltration graisseuse prononcée. Structure. Substance corticale.

La trame fibrillaire de la substance centrale ou médullaire est plus délicate que celle de l'écorce, et les cellules qu'elle contient ressemblent tout à fait aux cellules multipolaires des ganglions nerveux. Les nombreux nerfs destinés à la capsule surrénale, pénètrent dans cette substance et s'unissent, ainsi que l'a démontré Leydig, aux Substance médullaire.

prolongements des cellules nerveuses. On est donc en droit, d'après ces données, d'admettre que cet organe est un ganglion nerveux, et de considérer la substance corticale comme une simple membrane de protection, car l'infiltration graisseuse considérable de ses éléments globuleux semble indiquer chez elle un arrêt d'activité fonctionnelle.

Vaisseaux. Les artères et les veines sont nombreuses; leur distribution n'offre rien de particulier à noter. Les lymphatiques sont rares et paraissent appartenir à l'écorce seulement.

Le développement de la capsule surrénale se fait en même temps que celui du rein, mais d'une manière indépendante. Les transformations histologiques qu'elle subit pendant la vie embryonnaire sont peu connues.

CHAPITRE VIII.

PEAU ET SES ANNEXES.

Épiderme. ARTICLE Ier. PEAU. La peau se compose de deux lames distinctes : l'une, superficielle, est de nature exclusivement cellulaire, c'est l'épiderme ; l'autre, profonde, a pour substance fondamentale une trame du tissu connectif, au milieu de laquelle on rencontre une grande quantité de nerfs et de vaisseaux ainsi que des glandes et des masses de cellules adipeuses, c'est le derme.

Dans l'épiderme on distingue nettement trois zones. La première, en contact immédiat avec le derme, est constituée par une seule rangée de cellules cylindriques, à noyau foncé et dont le grand diamètre est dirigé perpendiculairement à la surface qu'elles recouvrent (Pl. XXIII, fig. II, 3; fig. III, 1; fig. IV, 3). C'est principalement dans cette couche que se fait le dépôt de pigment noir chez le nègre et dans certaines régions de la peau chez le blanc, par exemple, le mamelon et le scrotum (fig. III, 1).

Au-dessus de cette zone de cellules cylindriques, il s'en trouve une autre, cinq à six fois plus épaisse et également composée de cellules à noyau (fig. I, 3; fig. II, 2). Les plus profondes sont ovales, les moyennes rondes ou régulièrement polyédriques, et les superficielles de nouveau ovales, mais leur direction est inverse à celle des cellules profondes, c'est-à-dire que leur grand diamètre est parallèle à la surface cutanée. Ce sont ces deux zones qui, par leur réunion, représentent la couche muqueuse ou le réseau de Malpighi. Enfin, la troisième zone ou couche cornée, très-variable dans son épaisseur, ne renferme que des cellules lamelliformes régulièrement stratifiées (fig. I, 2; fig. II, 1), et qui diffèrent des cellules de la couche muqueuse, non-seulement par leur forme, mais encore par l'absence du noyau et par leur contenu plus ou moins opaque et grossièrement granuleux. Elles résistent aussi plus longtemps à l'action de l'acide acétique et de la potasse caustique.

L'épiderme, comme les épithéliums, quoique privé de vaisseaux et de nerfs, n'en jouit pas moins d'une organisation réelle et d'une vitalité incontestable.

Derme.

Le derme se divise naturellement en deux zones superposées qui se fondent insensiblement l'une dans l'autre à leur ligne de contact. La zone profonde ou réticulée est constituée par un feutrage très-lâche de fibres connectives et élastiques, feutrage qui se tasse à la limite interne de la peau pour former le *fascia superficialis.* C'est dans cette couche réticulée, que l'on trouve les glandes de la peau, les follicules pileux et les cellules adipeuses groupées ordinairement par petites masses (Pl. XXIII, fig. I, 8, 10). C'est aussi là que rampent les vaisseaux et les nerfs cutanés avant de présenter leurs divisions ultimes.

Papilles. La surface de la zone superficielle ou papillaire est hérissée de petites saillies auxquelles on donne le nom de papilles. Celles-ci ne sont pas uniformément réparties et ne présentent pas partout le même volume; c'est à la pulpe des doigts et des orteils qu'elles sont le plus nombreuses et en même temps le plus développées; quelques-unes même sont surmontées de papilles secondaires.

Les papilles, ainsi que les parties dermiques attenantes, sont composées d'un tissu fibrillaire très-délicat, parsemé d'une quantité considérable de cellules plasmatiques (fig. II, 5) et sillonné par les ramifications terminales des systèmes vasculaires et nerveux. Un liséré amorphe et très-mince ($^1/_{800}$ de millimètre) sépare le derme de l'épiderme (fig. II, 4).

Vaisseaux. Les vaisseaux du derme forment deux masses: l'une reste dans la zone profonde et fournit aux glandes, aux follicules pileux et aux pelotons de graisse adipeuse; l'autre se résout en un réseau serré qui occupe les couches superficielles et fournit en même temps des anses vasculaires qui pénètrent dans l'intérieur d'un grand nombre de papilles (papilles vasculaires).

Nerfs. Les filets nerveux de la zone profonde, très-rares, sont destinés aux organes situés dans cette région, mais ceux de la couche superficielle, très-nombreux, forment un réseau plexiforme et paraissent se terminer par des extrémités libres, après s'être préalablement divisés. Une très-grande quantité de ces filets nerveux pénètrent dans certaines papilles (papilles nerveuses), et s'y terminent ou par des extrémités libres ou par des anses (rare), ou bien encore par fusion avec des corpuscules olivaires, pour constituer les corpuscules du tact que nous avons déjà décrits, page 43 (Pl. XXIII, fig. II, 6). On se rappelle aussi que les corpuscules de Paccini représentent un autre mode de terminaison des nerfs cutanés (Pl. XIV, fig. II).

Lymphatiques.

Les vaisseaux lymphatiques forment un réseau très-serré à la superficie du derme, et communiquent par des rameaux de plus en plus volumineux avec les troncs sous-cutanés. On ne possède pas de données positives sur leur origine. M. Küss prétend qu'ils sont en communication directe avec les couches profondes de l'épiderme.

Nous rappellerons que nous avons déjà étudié la structure des glandes cutanées.

Développement.

Suivant Bischoff, la peau se montre comme couche distincte dès le commencement du deuxième mois. Bientôt le derme, qui est encore formé de cellules primordiales, acquiert une plus grande densité et se distingue ainsi de l'épiderme; plus tard, les cellules qui le composent se transforment, les unes, en fibres connectives et élastiques, les autres en vaisseaux, etc. Enfin, un certain nombre d'entre elles semblent subir un temps d'arrêt dans leurs métamorphoses, et représentent alors ce que l'on a appelé les cellules ou noyaux plasmatiques. Quant à l'épiderme, il se développe par multiplication et augmentation de volume de ses éléments globuleux. Quoique l'on ne soit pas encore arrivé à la démonstration du fait, il est probable que la multiplication des cellules se fait, chez l'embryon et pendant toute la vie, par formation endogène de noyaux et scission de la cellule-mère.

Préparation. Pour étudier la structure de la peau, il faut pratiquer à l'aide du rasoir des coupes très-minces de cette membrane, soit fraîche, soit desséchée. L'acide acétique rend les préparations plus transparentes, la potasse caustique aussi en même temps qu'elle dissocie les éléments ; l'emploi de ces réactifs sera donc utilisé pour observer certains détails de structure. On trouvera des corpuscules du tact sur des coupes faites à la région palmaire de la troisième phalange et à la région correspondante des orteils.

Ongle. Article II. Ongle. L'ongle n'est qu'une forme particulière de l'hypertrophie de l'épiderme. La face profonde de cette lame cornée repose immédiatement sur le derme, son bord antérieur est libre, mais ses bords postérieurs et latéraux sont enfoncés dans une gouttière (rainure unguéale) formée par un repli de la peau (pli sus-unguéal) (Pl. XXIV, fig. I, II, III).

Derme unguéal. A la surface du derme unguéal (matrice de l'ongle), on trouve des crêtes privées habituellement de papilles et qui marchent parallèlement les unes aux autres d'avant en arrière jusque vers le bord postérieur, où elles convergent à un centre commun. La structure du derme unguéal est la même que celle de la couche dermique superficielle des autres régions ; seulement il faut observer que le réseau vasculaire est moins riche en arrière que dans le reste de son étendue, et il en résulte une tache blanche, semi-lunaire (lunule), recouverte en partie par le pli sus-unguéal. Celui-ci se compose des deux couches constitutives de la peau, mais son derme est privé de papilles (fig. I, 5).

Épiderme. Dans l'ongle on retrouve les trois zones de cellules que l'on a constatées dans l'épiderme. L'inférieur et la moyenne sont exactement semblables à celles de la peau avec lesquelles elles se continuent sans ligne de démarcation (fig. II, 2, 7). Quant à la zone superficielle, la persistance du noyau dans les cellules, une plus grande transparence de leur contenu et une cohésion plus considérable entre elles, sont des caractères qui lui appartiennent en propre et qui la différencient de la zone correspondante de l'épiderme.

L'épiderme du pli sus-unguéal adhère intimement à l'ongle (fig. II, 10), cependant comme ses globules n'ont pas la même constitution que ceux de l'ongle, il en résulte une ligne de démarcation très-nette entre les deux couches (fig. II, 4).

Développement.

Dès le troisième mois, l'ongle se dessine par l'apparition d'une rainure qui le circonscrit (rainure ungéale). Le derme et l'épiderme s'hypertrophient tous deux, et déjà au cinquième mois, la surface dermique est surmontée de saillies lamelliformes parallèles, et l'ongle se distingue très-bien, par sa structure, du reste du revêtement épidermique.

Accroissement.

L'accroissement de l'ongle se fait aux dépens de la couche muqueuse de Malpighi, dont les cellules superficielles se transforment successivement en cellules cornées. L'accroissement en longueur résulte de la végétation active des cellules de la rainure postérieure, et de leur accolement à la racine de l'ongle. Pendant que celui-ci est ainsi poussé en avant, sa face inférieure entraîne une certaine quantité de cellules qui recouvrent le derme unguéal et il en résulte une augmentation dans son épaisseur, mais il est à remarquer que l'accroissement en longueur l'emporte de beaucoup sur l'autre.

On fera les mêmes préparations que pour l'étude de la peau : l'emploi de la potasse étendue est nécessaire pour dissocier les cellules de la couche cornée.

Poil.

Article III. Poil. Le poil, comme l'ongle, est de nature épithéliale ; il se présente sous forme de filament cylindrique ou aplati, dont les dimensions sont très-variables, et il se compose de deux parties distinctes : l'une qui surmonte librement la surface cutanée, c'est la tige ; l'autre qui se trouve enfoncée dans une gaîne ou follicule que lui fournit la peau, c'est la racine. Celle-ci se termine par un renflement en massue (bulbe), dont le sommet offre une excavation profonde dans laquelle pénètre une papille dermique (germe, pulpe, papille du poil) [Pl. XXIV, fig. IV, 3, 7].

Structure.

Le poil est limité à l'extérieur par une simple couche épithéliale que l'on appelle épiderme du poil (Pl. XXIV, fig. VII, 1) : immédiatement en dedans se trouve une substance à stries longitudinales formant la masse presque entière du poil et que l'on connaît sous le nom de substance corticale (fig. VII, 2) ; enfin, au centre de celle-ci on rencontre ordinairement, mais pas toujours, un canal rempli de cellules particulières qui forment la substance médullaire (fig. VII, 3).

Épiderme.

L'épiderme, comme nous venons de le dire, se compose d'une simple couche de cellules lamelliformes, imbriquées les unes sur les autres, de telle sorte que leur bord supérieur est libre (Pl. XXIV, fig. V). En traitant cette couche par l'acide acétique ou la potasse caustique, les cellules se gonflent, deviennent plus transparentes, et on remarque que le contenu est finement granuleux et que le noyau a disparu (fig. VI). L'épiderme n'appartient qu'à la tige, il cesse brusquement au niveau de la racine.

Leydig a figuré comme épiderme de la racine, une couche de cellules cylindriques qui reposent perpendiculairement sur elle, mais son existence est loin d'être constante.

Substance corticale.

La substance corticale, dont la couleur varie avec celle du poil, présente des stries longitudinales et des taches linéaires dirigées dans le même sens (Pl. XXIV, fig. VII, 2). Les éléments qui la composent ont une très-grande cohésion entre eux, mais à l'aide de la potasse caustique, on peut les dissocier aisément, et constater que ce sont de longs fuseaux homogènes dans leur structure, sans trace de noyaux et contenant quelquefois des granulations pigmentaires. Les taches linéaires foncées nous paraissent simplement des vides remplis d'air, car on les observe sur les cheveux blancs comme sur les autres (Pl. XXV, fig. I).

Dans la racine, la substance corticale a une autre physionomie : au niveau du bulbe, on trouve des cellules régulièrement polyédriques, dont le contenu est finement granulé et transparent, ou bien très-chargé de pigment et le noyau très-nettement délimité (Pl. XXV, fig. II, 6). Un peu plus haut, les cellules s'allongent ainsi que les noyaux, enfin, à la limite supérieure de la racine, les contours des cellules pâlissent, disparaissent, tandis que les noyaux s'allongent de plus en plus et restent toujours parfaitement visibles. Cependant, ils finissent par pâlir et disparaître à leur tour, ou bien peut être sont-ils destinés à former les fuseaux de la substance corticale de la tige pendant que les cellules sont résorbées ?

Substance médullaire.

Le canal médullaire n'existe pas toujours, et quand il existe, il offre des variétés dans sa forme et dans sa longueur. Ainsi quelquefois, il occupe presque toute la longueur du poil ; d'autres fois, il s'arrête au niveau de la racine ; enfin, il arrive assez souvent qu'il présente des étranglements considérables et même des solutions de continuité (Pl. XXIV, fig. IV, 6, fig. VII, 3; Pl. XXV, fig. II, 8). Les cellules qui le remplissent constituent la substance médullaire ; elles contiennent ordinairement un noyau assez pâle et des granulations d'aspect graisseux; d'après Kœlliker, elles renferment en outre des bulles d'air.

Gaîne. La gaîne ou follicule du poil rappelle par sa structure celle de la peau : en effet, on y trouve deux zones de tissu connectif, semblables à celles du derme, et deux autres zones cellulaires, semblables aussi à celle de l'épiderme. C'est ce qui a fait croire, avec une certaine apparence de raison, quoique le développement du poil prouve le contraire, que le follicule pileux est une poche produite par le refoulement de la peau. Voici, du reste, quelle est sa structure.

Structure En procédant de dehors en dedans, on voit : 1° une première zone composée de tissu connectif assez lâche et qui se continue avec la couche profonde du derme (Pl. XXV, fig. II, 1) ; 2° une autre zone très - distincte de la précédente, et dont la structure est la même que celle de la couche superficielle du derme, avec laquelle elle est en continuité ; elle est limitée en dedans par un liséré mince et amorphe comme celui du derme (fig. II, 2, 3); 3° sur ce liséré amorphe, la gaîne épidermique externe, composée de cellules dont la forme et le mode de stratification rappellent la couche muqueuse de Malpighi (fig. II. 4, Pl. XXVII, fig. V, 4) ; 4° la couche épidermique interne qui, avec ses globules lamelliformes et privés de noyau, est en tout semblable à la couche cornée de l'épiderme ; elle se termine en s'effilant à peu près au tiers supérieur du follicule, où débouche ordinairement le canal excréteur des glandes sébacées annexées aux poils (Pl. XXIV, fig. IV, 10 ; Pl. XXV, fig. II, 5 ; Pl. XXVII, fig. V, 3). Au follicule pileux est annexé un très-petit faisceau de fibres musculaires lisses, qui s'insère à la partie inférieure de cette gaîne et du côté correspondant à l'inclinaison du poil, et de là se dirige obliquement vers la surface du derme où il prend son autre insertion ; c'est un muscle redresseur du poil.

Papille.

La papille qui est logée dans la cavité du bulbe appartient au derme et offre une structure plus délicate que les autres papilles de la peau. Elle est riche en vaisseaux qui décrivent plusieurs anses dans son intérieur, mais on ignore encore ses rapports avec le système nerveux. (Pl. XXV, fig. II, 7).

Développement.

Le poil, ainsi que les deux couches ou tuniques du follicule, dérivent d'un bourgeon de la couche muqueuse de Malpighi qui s'enfonce dans la profondeur du derme, tandis que les deux tuniques externes dépendent des cellules formatrices du derme. Le poil se développe tout d'une pièce et ce sont les divers modes que subissent les cellules du bourgeon, qui déterminent et la forme et la nature des divers éléments qui composent cet organe et les deux tuniques épithéliales du follicule.

CHAPITRE IX.

MUQUEUSE DU CANAL INTESTINAL.

Structure générale. La muqueuse du canal alimentaire est en continuité avec la peau et offre la même structure dans ses parties fondamentales ; ainsi, elle se compose de deux feuillets, dont l'un correspond et ressemble à la zone dermique supérieure, c'est le feuillet muqueux proprement dit, et l'autre fait suite à l'épiderme et est de nature cellulaire comme lui, c'est le feuillet épithélial. Cependant, la forme et l'agencement variables de son épithélium, la distribution particulière et variable aussi des vaisseaux qui les sillonnent, la nature et la forme de ses glandes, en font une membrane spéciale qui mérite une description détaillée.

Il suffit d'observer un peu attentivement cette muqueuse pour voir que sa physionomie n'est pas la même partout. Il y a sous ce rapport des différences notables entre tel et tel segment du tube intestinal : aussi, en nous appuyant sur ce fait, et dans le but de faciliter l'étude de la membrane qui nous occupe, nous examinerons sa structure successivement : 1° dans la bouche, 2° le pharynx et l'œsophage, 3° l'estomac, 4° l'intestin grêle, 5° le gros intestin.

Muqueuse buccale. Le feuillet muqueux des lèvres, des joues, du palais et des gencives ressemble tout à fait à la couche dermique superficielle de la peau. C'est une lame munie de papilles au moins aussi nombreuses et de même forme que celles du derme, et dont la structure, peut-être un peu plus délicate, offre les mêmes éléments. On remarque aussi une analogie frappante dans la distribution vasculaire et nerveuse, mais jusqu'à présent, on n'a rencontré des corpuscules du tact que dans les papilles des lèvres. Au niveau du palais et des gencives, le feuillet muqueux adhère fortement au périoste, avec lequel, du reste, il se confond; mais aux joues et aux lèvres, il est doublé par une lame fibreuse très-lâche qui le rattache faiblement à la couche musculaire sous-jacente.

Épithélium.

Le feuillet épithélial présente la même physionomie que l'épiderme; les deux couches profondes, correspondant au réseau muqueux de Malpighi, sont absolument identiques, et dans la forme de leurs éléments et dans leur ordre de superposition. La couche superficielle est également composée de cellules lamelliformes, mais différant de celles de la peau par la persistance de leur noyau.

Glandes.

Les glandes de cette portion de la muqueuse digestive appartiennent toutes à la catégorie des glandes en grappe; elles occupent la lame sous-muqueuse; quelquefois même, comme aux joues, elles plongent dans la couche musculaire; la partie antérieure du palais et les gencives en sont dépourvues.

Muqueuse linguale.

La muqueuse qui revêt la face inférieure de la langue est semblable à celle des lèvres, mais celle de la face dorsale de cet organe en diffère, et par l'aspect extérieur et par certains détails de structure.

La partie qui correspond à la base de la langue est à peu près lisse, cependant elle offre, de distance en distance, des petites saillies lenticulaires, percées d'un trou à leur centre, et formées par le relief des follicules clos sous-jacents. Le reste de la surface de cette membrane est hérissé de papilles très-saillantes que l'on peut diviser, d'après leur forme, en trois espèces, à savoir : les papilles caliciformes, les papilles fongiformes et les papilles filiformes ou coniques.

Papilles caliciformes.

Les papilles de la première espèce siégent immédiatement au-devant de la base de la langue, et constituent ce que l'on appelle le V lingual. Elles ont la forme d'un cône, dont le sommet adhère à la muqueuse, tandis que la base, tournée en haut, est libre ; de plus, elles sont circonscrites par un anneau muqueux qui forme une sorte de capsule, dans laquelle elles sont presque complétement cachées (Pl. XXV, fig. III, 1).

Papilles fongiformes.

Les papilles fongiformes sont plus petites que les précédentes et ont la même forme, mais elles surmontent librement la surface de la muqueuse. Leur distribution est assez égale sur toute l'étendue du dos de la langue; cependant on en trouve une plus grande quantité vers les bords et la pointe de cet organe.

Papilles filiformes.

Les papilles filiformes, dont le nom indique fort bien la configuration, quoique disséminées partout, sont cependant plus nombreuses sur la ligne moyenne de la langue que sur ses bords, où elles dégénèrent en petits plis lamelliformes (Pl. XXV, fig. IV). Leur direction est oblique en haut et en arrière.

Structure.

Chaque papille, quelle que soit sa forme, se compose de deux parties : l'une, profonde ou muqueuse, l'autre superficielle ou épithéliale. Dans les trois espèces de papilles, la partie muqueuse est surmontée de papilles secondaires qui se présentent sous forme d'appendices plus ou moins longs et grêles (Pl. XXV, fig. III, 2 ; fig. IV, 2).

Quant à la partie épithéliale, elle se moule exactement

sur la muqueuse sous-jacente, et offre une surface libre qui varie d'aspect selon qu'elle correspond aux papilles caliciformes et fongiformes, ou bien aux papilles filiformes; dans le premier cas, elle est tout à fait lisse (fig. III, 3), mais dans le second cas, elle présente des filaments plus ou moins longs et déliés qui reproduisent assez exactement la forme des papilles secondaires qu'ils surmontent (fig. IV, 3, 4). C'est ce revêtement épithélial des papilles filiformes qui, chez certains animaux, se transforme en produit corné et devient ainsi un organe de préhension; chez le brochet, il offre la même structure que les dents de cet animal. Il est presque inutile de dire que l'épithélium de la langue est identique à celui des lèvres et des joues, quant à la forme et à l'agencement de ses éléments.

Les papilles filiformes diffèrent des deux autres espèces, non-seulement par la forme extérieure de leur revêtement épithélial, mais encore par leurs rapports avec le système nerveux; ainsi les filets nerveux qu'elles reçoivent sont très-rares, et encore ils ne pénètrent pas dans les papilles secondaires. Les papilles caliciformes et fongiformes sont, au contraire, relativement très-riches en fibres nerveuses, et l'on peut suivre celles-ci jusque dans les papilles secondaires où elles paraissent se terminer par des extrémités libres; on a même constaté des corpuscules du tact dans des papilles fongiformes de la pointe de la langue (Kœlliker).

La distribution des vaisseaux ressemble à celle des autres papilles des parois buccales.

Glandes.

Les glandes de la muqueuse linguale sont de deux espèces : les glandes en grappe et les glandes folliculeuses. Les premières, à vrai dire, n'appartiennent pas à cette membrane, car elles sont plongées dans les couches musculaires superficielles. Elles sont très-nombreuses à la base de la langue où elles forment une couche continue qui, sur les côtés, s'étend jusqu'aux piliers du voile palatin, et en avant empiète un peu sur la région papillaire. Celles qui sont situées à la partie postérieure des bords latéraux et à la face inférieure de la pointe de la langue sont également cachées dans les faisceaux charnus superficiels et n'ont de rapports avec la muqueuse que par leurs canaux excréteurs qui la traversent et viennent s'ouvrir, soit dans le fond des sillons marginaux, soit sur les côtés du frein.

Follicules clos. Les glandes folliculeuses, ou follicules clos de la base de la langue, correspondent aux saillies lenticulaires de cette région. Au centre de chaque saillie existe un orifice, très-visible à l'œil nu, qui conduit dans une excavation borgne et renflée à la manière d'un flacon; ses parois sont en continuité avec la muqueuse linguale et offrent absolument la même structure. Le réseau vasculaire qui entoure l'orifice est plus serré que dans les parties voisines (Pl. XXV, fig. V). Une lame dense et épaisse de tissu conjonctif double les parois de cette excavation et renferme une vingtaine de petits corps sphériques du volume des follicules clos de l'intestin, dont la structure est absolument la même (p. 95). Ces organes n'offrent pas trace de canaux excréteurs en communication avec l'extérieur; ce qui a induit en erreur à cet égard, c'est la présence d'un pertuis à la surface de la muqueuse sus-jacente, mais nous savons déjà que cet orifice conduit simplement dans une cavité borgne.

Amygdales. Les amygdales sont constituées par une agglomération de follicules clos identiques aux précédents, ce sont donc des glandes folliculeuses composées. Les excavations qui siégent sur leur face libre et bombée, sont de simples culs-de-sac, quelquefois elles sont remplies de grumeaux blanchâtres et infectes composés de débris d'épithélium en voie de métamorphose graisseuse.

Les lympathiques de la bouche sont très-nombreux, surtout ceux qui appartiennent à la muqueuse linguale. Ils paraissent naître immédiatement sous la couche épithéliale et vont se jeter dans les ganglions du cou.

Muqueuse du pharynx.

La muqueuse du pharynx a des papilles plus petites et moins nombreuses que celles de la bouche. Son épithélium stratifié ressemble à celui de la cavité buccale, cependant il faut observer qu'à la partie supérieure ou voûte pharyngienne, il est muni de cils vibratils. Les couches profondes de cette membrane renferment des follicules clos et des glandes muqueuses en grappe; les premiers n'existent qu'à la voûte du pharynx, tandis que les glandes muqueuses se trouvent partout; cependant elles sont plus nombreuses à la région pharyngienne supérieure. Les vaisseaux sanguins sont nombreux et offrent une distribution analogue à celle des vaisseaux des parois buccales. Les lymphatiques se rendent aux ganglions cervicaux profonds. Les nerfs très-abondants paraissent se terminer par des extrémités libres.

Muqueuse de l'œsophage.

La muqueuse de l'œsophage possède une grande quantité de papilles coniques et offre, du reste, la même structure que la muqueuse du pharynx. Elle est privée de follicules clos, et ses glandes muqueuses sont en petit nombre. Les vaisseaux sanguins, bien moins abondants que ceux du pharynx, ne présentent rien de particulier dans leur distribution. Les lymphatiques aboutissent aux ganglions cervicaux profonds inférieurs et à ceux du médiastin postérieur. Les nerfs sont nombreux, mais leur mode de terminaison est encore indéterminé.

La muqueuse pharyngo-œsophagienne est enveloppée, comme on le sait, par une tunique musculeuse représentée, pour le pharynx, par les muscles constricteurs, et pour l'œsophage, par deux lames dont l'interne est formée de fibres circulaires et l'externe, de fibres longitudinales. La tunique musculeuse du pharynx se compose exclusivement de fibres striées, celle de l'œsophage est de même nature à sa partie supérieure, mais en bas les fibres striées font place aux fibres lisses.

Muqueuse de l'estomac. La muqueuse de l'estomac est plus molle et plus épaisse que celle de l'œsophage; d'un rose pâle pendant le jeûne, elle devient rouge pendant la digestion. Dans l'état de relâchement, elle offre un très-grand nombre de plis qui s'effacent pendant la distension de l'organe. Sa surface est lisse dans toute son étendue, excepté au cardia, où l'on trouve des papilles analogues à celle de l'œsophage (BERRES), et au pylore où existent des villosités lamelliformes (KRAUSE).

Son épithélium est composé d'une simple couche de cellules cylindriques semblables à celles de l'intestin. La couleur rosée qu'il emprunte aux couches sous-jacentes tranche nettement sur la couleur blanchâtre de l'épithélium de l'œsophage; aussi voit-on parfaitement bien les dentelures de la ligne qui unit ces deux lames cellulaires.

Glandes. La surface de la muqueuse est criblée de trous de $^1/_{60}$ à $^1/_{33}$ de millimètre qui conduisent dans les glandes de l'estomac (Pl. XXV, fig. VII, 1). Celles-ci appartiennent toutes à la classe des glandes en tube, mais les unes sont simples et les autres composées. Les premières (glandes à suc gastrique) occupent presque toute l'étendue de la muqueuse, et offrent la même forme et la même structure que les glandes de Lieberkühn (p. 74). Quant aux glandes composées, les unes occupent la région cardiaque (glandes à pepsine), les autres, la région pylorique (glandes muqueuses); nous en avons donné la description page 75 (Pl. XXV, fig. VIII; Pl. XXVI, fig. I).

Vaisseaux et nerfs

La muqueuse stomacale possède de nombreux vaisseaux qui fournissent d'abord aux glandes, puis gagnent la couche superficielle où ils forment un réseau très-régulier dont les plus grandes mailles circonscrivent les orifices glandulaires. Le réseau lymphatique de la muqueuse communique avec les petits ganglions situés le long des deux courbures de l'estomac. On ignore encore le mode de distribution et de terminaison des nombreux filets nerveux fournis par le grand sympathique et le pneumo-gastrique.

Muqueuse de l'intestin grêle.

La muqueuse de l'intestin grêle qui, dans sa structure fondamentale, ressemble à celle de l'estomac, en diffère cependant, et par l'aspect de sa surface et par la nature de certaines glandes qu'elle possède. A la face interne de l'intestin grêle, on remarque deux espèces de saillies : les valvules conniventes et les villosités. Les premières sont de longs plis semi-lunaires, résultant de l'adossement de la muqueuse à elle-même; elles sont dirigées perpendiculairement à l'axe du canal et occupent la moitié ou les deux tiers de sa circonférence; elles se terminent en s'effilant et se rattachent les unes aux autres par de petits plis obliques. Très-nombreuses dans la région duodénale, elles sont imbriquées comme des tuiles, et de telle sorte que leur bord libre est dirigé en bas. Au fur et à mesure qu'elles se rapprochent de l'iléon, elles deviennent plus rares et plus étroites, enfin, elles ne sont plus qu'à l'état de vestige dans la partie inférieure de l'intestin grêle.

Villosités.

Les villosités sont de petites saillies analogues aux papilles de la langue, mais plus grêles. Lorsque l'on veut avoir une idée exacte de leur forme et de leur distribution, il faut placer un fragment de muqueuse sous l'eau et l'examiner, soit avec la loupe, soit avec le microscope, mais à un faible grossissement. On constate alors qu'elles occupent toute la surface de la muqueuse et qu'elles sont plus nombreuses dans le duodénum et le jéjunum que dans l'iléum; on voit aussi qu'elles revêtent deux formes principales: la forme lamellaire et la forme conique. Les villosités lamelliformes siégent principalement sur la muqueuse des régions supérieures de l'intestin grêle; elles sont simples ou bien composées, et dans ce dernier cas, elles reproduisent en miniature l'image des valvules conniventes (Pl. XXVI, fig. II, 2, 3). Les villosités coniques se trouvent partout, mais elles sont en plus grand nombre dans l'iléum (fig. III, 1). Quelquefois, au lieu de se terminer en pointe, elles offrent un léger renflement à leur sommet (Pl. XXVI, fig. XII); leur hauteur, en moyenne, est de $^1/_2$ à 1 millimètre et leur largeur de $^1/_8$ à $^1/_2$ millimètre.

Structure des villosités.

Quelle que soit la forme de la villosité, sa structure est la même, et en l'examinant de la superficie à la profondeur, on voit: d'abord une simple couche épithéliale qui, sur une villosité intacte et fraîche, a l'aspect d'une mosaïque, à la surface de laquelle est appliquée une lamelle non interrompue de substance amorphe (Pl. XXVI, fig. IV, 1, 2, 3; fig. V). En brisant cette couche on aperçoit la forme des éléments qui la composent, ce sont des cellules coniques, dont le sommet repose sur la muqueuse, tandis que la base est libre ou plutôt est recouverte par la couche amorphe à laquelle elle adhère intimement (fig. VI). Il n'y a que les cellules fraîches qui soient revêtues de ce bourrelet amorphe, elles en sont totalement dépourvues de 12 à 24 heures après la mort (Pl. I, fig. VI). Leur contenu est finement granulé et leur noyau ovale se trouve habituellement plus rapproché du sommet que de la base; la longueur moyenne des cellules est de $^1/_{20}$ de millimètre, leur largeur de $^1/_{116}$ de millimètre, leur noyau mesure $^1/_{150}$ de millimètre. La couche épithéliale qui revêt la muqueuse située entre les papilles, a la même physionomie et est composée des mêmes éléments que celle-ci.

Immédiatement au-dessous de la tunique épithéliale se trouve la villosité muqueuse qui est limitée par un liséré anhiste semblable à celui que nous avons déjà remarqué à la superficie du derme.

Sous cette lamelle anhiste, on voit le réseau vasculaire sanguin, à mailles assez serrées et dont l'ensemble forme une sorte de calotte qui coiffe le corps de la villosité (Pl. XXVI, fig. VIII) ; ses rapports paraissent plus largement établis avec le système veineux qu'avec le système artériel, car il est plus facile de l'injecter par la veine-porte que par les branches de l'aorte abdominale. Au centre de la papille, existe un canal volumineux ($^1/_{80}$ à $^1/_{66}$ de millimètre), qui se termine par une extrémité borgne et ordinairement un peu renflée; c'est le vaisseau chylifère (Pl. XXVII, fig. VI, 2). La position de ce vaisseau unique, dans la partie la plus profonde de la villosité, comparée à la position superficielle du réseau sanguin, dont les rameaux sont si nombreux, doit faire comprendre combien peu est actif le rôle du chylifère dans l'absorption.

Le reste de la villosité est constitué par une substance très-vaguement fibrillaire pour ne pas dire amorphe, dans laquelle on rencontre une certaine quantité de noyaux ovales dont on ne connaît pas bien la signification (Pl. XXVI, fig. VII, 3). On trouve aussi quelquefois autour du chylifère, des fibres musculaires lisses dont la direction est parallèle à l'axe de la villosité. On ignore les connexions du système nerveux avec ces organes.

L'appareil glandulaire de l'intestin grêle se compose de glandes en grappe, de glandes en tubes et de follicules clos.

Glandes de Brunner.

Les glandes en grappe ou de Brunner sont situées dans les couches profondes de la muqueuse ou plutôt dans la couche sous-muqueuse. Ce sont de petits grains blanchâtres qui mesurent en moyenne 1 millimètre et dont la structure ressemble tout à fait à celle des glandes salivaires (p. 64). Son épithélium polyédrique forme une simple couche, et le produit de sécrétion est un liquide alcalin dans lequel on ne découvre aucun élément organisé (Pl. XXVI, fig. IX). Ces glandes n'occupent que le duodénum.

Glandes de Lieberkühn.

Les glandes en tubes ou de Lieberkühn, juxtaposées à la manière de canons de fusil, forment un appareil sécréteur qui occupe toute l'étendue de l'intestin grêle. En examinant un fragment de muqueuse à un faible grossissement et sous l'eau, on voit à sa surface un nombre considérable d'ouvertures qui ne sont autres que les orifices de ces glandes (Pl. XXVI, fig. II, 4; fig. III, 2; fig. XII, 3). Quant à leur structure, nous l'avons déjà étudiée, p. 74.

Follicules clos.

Les follicules clos, dont nous connaissons déjà la structure (p. 95), sont isolés ou agglomérés, et sont situés les uns et les autres dans la couche sous-muqueuse. A l'état d'isolement, ils sont disséminés sur toute l'étendue de la muqueuse des deux dernières parties de l'intestin grêle. Ce n'est qu'exceptionnellement qu'on en rencontre dans le duodénum; à l'état d'agglomération, ils constituent la partie essentielle des plaques de Peyer. Celles-ci, très-variables dans leur nombre, occupent habituellement l'iléum et la moitié inférieure du jéjunum ; quelquefois, mais très-rarement, on en trouve aussi plus haut et même dans le duodénum. On sait qu'elles ont une forme ovalaire dont le grand diamètre est parallèle à l'axe du canal digestif et qu'elles sont situées à l'opposé de l'insertion du mésentère. Leur surface est hérissée de papilles et criblée de pertuis correspondant aux glandes de Lieberkühn comme sur le reste de la muqueuse intestinale, mais elle offre, en outre, d'assez larges dépressions (1 millimètre), au fond desquelles on aperçoit une saillie produite par un follicule clos. Ce sont ces dépressions borgnes, situées au-dessus des follicules, qui ont fait supposer à tort, que ces organes étaient munis d'un canal excréteur. Les follicules isolés, au lieu d'être cachés au-dessous d'une dépression, font au contraire saillie, et la muqueuse qu'ils soulèvent présente la même physionomie que partout ailleurs (Pl. XXVI, fig. XII, 1).

Muqueuse du gros intestin.

La muqueuse du gros intestin est lisse et privée de villosité, et sous ce rapport ressemble à la muqueuse stomacale. Son appareil glandulaire se compose de glandes de Lieberkühn et de follicules clos isolés, identiques à ceux de l'intestin grêle; seulement, il faut observer que les follicules clos du gros intestin sont surmontés d'une dépression analogue à celles que l'on rencontre sur les plaques de Peyer (Pl. XXVI, fig. XV). Son appareil vasculaire a le même aspect et la même distribution que celui de l'estomac; on ne sait rien de précis à l'égard des nerfs.

La muqueuse intestinale de l'abdomen adhère à la tunique musculeuse du tube digestif par une lamelle de tissu connectif assez lâche (couche sous-muqueuse, tunique fibreuse, nerveuse de l'intestin), dans laquelle on trouve les glandes de Brunner, les follicules clos et le réseau vasculaire sous-muqueux.

Le développement des glandes intestinales se fait par bourgeonnement du feuillet épithélial et, sous ce rapport, a la plus grande analogie avec le développement des glandes de la peau.

Le mode de régénération de l'épithélium intestinal est inconnu jusqu'à présent, cependant il est probable qu'il s'opère par végétation endogène et par scission des cellules ; la présence de noyaux dans un assez bon nombre de ces éléments, doit faire présumer que les choses se passent ainsi.

CHAPITRE X.

ORGANES DES SENS.

Article Ier. Œil. L'appareil de la vision se compose de l'organe de la vue proprement dit ou globe oculaire, des organes de protection ou paupières et des appareils moteur et lacrymal. Comme ces derniers ne présentent pas grand intérêt au point de vue histologique, nous les passerons sous silence.

Paupières. Les différentes lames ou tuniques, qui entrent dans la composition des paupières sont, en procédant de la superficie à la profondeur : la peau, le muscle orbiculaire, la tunique fibreuse et enfin la muqueuse.

La peau est très-délicate et offre d'ailleurs la même structure que dans les autres régions. C'est dans sa zone dermique profonde que l'on trouve, en se rapprochant du bord libre des paupières, les follicules des cils entourés de leurs glandes sébacées (Pl. XXVII, fig. V).

Le muscle orbiculaire des paupières appartient à la classe des muscles striées (Pl. XXVII, fig. II).

La tunique fibreuse, très-mince vers le bord adhérent des paupières, s'épaissit en se rapprochant du bord libre, où elle forme les cartilages tarses. Ceux-ci sont composés de tissu conjonctif très-dense et parsemé de cellules plasmatiques. Mais on cherche en vain dans cette trame fibreuse des cellules cartilagineuses, ou du moins on en rencontre si rarement, qu'on ne peut pas les considérer comme faisant normalement partie de ces organes. Il faut donc renoncer à considérer ces lames comme des fibro-cartilages, car ils n'en ont que l'apparence sans en posséder la structure. Leur face profonde offre de 20 à 30 gouttières parallèles qui logent les glandes de Meibomius (Pl. XXVII, fig. III).

La muqueuse ou conjonctive est composée d'un feutrage assez dense de tissu conjonctif, et sa face libre est surmontée de nombreuses papilles analogues à celles de la peau ; son épithélium stratifié ressemble à celui de la peau et de la muqueuse buccale (Pl. XXVIII, fig. II, 5). Cette membrane quitte les paupières, comme on le sait, pour se réfléchir sur le globe oculaire et se souder à lui ; en la suivant jusqu'au pourtour de la cornée, on remarque que son feuillet profond s'amincit et cesse brusquement en prenant insertion au liséré amorphe de la face antérieure de la cornée (Pl. XXVIII, fig. II, 4), tandis que son feuillet épithélial continue son trajet et revêt toute la face antérieure de cette même membrane (fig. I, 7 ; fig. II, 5). Rien de particulier à noter au sujet des vaisseaux et des nerfs de la conjonctive.

Globe oculaire. La première coque ou tunique de l'œil est constituée en arrière par la sclérotique, et en avant par la cornée. La sclérotique est une membrane très-dense, plus épaisse à ses parties antérieure et postérieure qu'à son centre et composée d'une trame serrée de fibres conjonctives et élastiques. En avant, cette membrane adhère assez intimement à la conjonctive qui s'en distingue par la rareté de ses fibres et une plus grande quantité de cellules plasmatiques (Pl. XXVIII, fig. II). Sa face profonde n'est solidement unie à la choroïde qu'à sa limite antérieure où elle donne insertion au muscle ciliaire (fig. IV, 1). C'est aussi à la limite antérieure et dans les couches profondes de la sclérotique que se trouve le canal de Schlemm (fig. IV, 2).

Sclérotique.

Cornée.

La cornée se compose d'une substance fondamentale amorphe dans laquelle on remarque une grande quantité de cellules plasmatiques (fig. I, 2; fig. III, 2). Celles-ci sont disposées d'une manière assez régulière sur des lignes concentriques et parallèles aux deux faces de la cornée. Lorsqu'on traite les préparations par l'acide acétique très-étendu, on voit parfaitement la forme étoilée de ces éléments et les nombreuses anastomoses entre leurs prolongements, disposition qui rappelle la structure de la substance osseuse. Mais lorsque l'acide est trop concentré, les prolongements pâlissent et le corps des cellules reste seul visible (Pl. II, fig. V).

En avant, cette membrane est limitée par une lamelle, qui, sur la coupe, se présente sous forme d'un liséré amorphe de $^1/_{130}$ à $^1/_{100}$ de millimètre d'épaisseur, et dont le bord antérieur supporte l'épithélium conjonctival (Pl. XXVIII, fig. II, 3). La limite postérieure est aussi représentée par un liséré amorphe, de même épaisseur que le précédent ; ses extrémités se rattachent par un tissu fibreux au bord antérieur de la sclérotique et au muscle ciliaire (fig. III, 4 ; fig. IV). Sur le bord postérieur de ce liséré repose une simple couche de cellules pavimenteuses, qui se refléchit sur la face antérieure de l'iris et s'arrête à la pupille (membrane de Demours, membrane de Descemet) [fig. III, 4, 5].

Il n'y a pas de ligne de démarcation tranchée, comme l'inspection à l'œil nu pourrait le faire supposer, entre la cornée et la sclérotique. Ces deux membranes se fondent insensiblement l'une dans l'autre (fig. I, 3). Les fibres de la sclérotique deviennent plus rares en se rapprochant de la cornée, et l'on voit très-bien qu'elles se continuent avec les prolongements des cellules plasmatiques (fig. II, 1, 2).

Vaisseaux et nerfs.

La sclérotique a peu de vaisseaux et presque pas de nerfs. La cornée ne possède pas de vaisseaux ; son réseau de cellules plasmatiques suffit à la circulation du liquide nutritif. Ses nerfs sont très-nombreux et forment un réseau très-riche qui siége principalement dans ses couches superficielles (Kœlliker) ; selon certains observateurs, ils se termineraient par des extrémités libres.

Choroïde.

La deuxième tunique du globe oculaire est représentée en arrière par la choroïde et en avant par l'iris. La choroïde double exactement la face interne de la sclérotique, et se continue en avant sans ligne de démarcation avec l'iris (Pl. XXVIII, fig. I, 11, 12). La face externe de cette membrane adhère très-légèrement à la sclérotique par les vaisseaux et nerfs ciliaires et par quelques rares faisceaux fibrillaires très-déliés ; la teinte brunâtre qu'elle offre est due à une couche de cellules irrégulièrement rameuses et remplies de granulations pigmentaires (Pl. II, fig. II, 1, 2, 3). Sa face interne est également revêtue d'une couche de cellules pigmentaires, mais celles-ci sont bien plus nombreuses que les précédentes, très-régulièrement polyédriques et contiennent une plus grande quantité de pigment (Pl. II, fig. I); elle n'a aucune connexion avec la rétine sur laquelle elle repose. Entre ces deux couches pigmentaires, se trouve la choroïde proprement dite.

Muscle ciliaire.

Le renflement annulaire grisâtre (anneau ou cercle ciliaire, ligament ciliaire, ganglion ciliaire, muscle ciliaire) qui limite en avant la choroïde et l'unit solidement à la sclérotique, est de nature musculaire et représente la masse principale ou le corps du muscle ciliaire. Dans sa partie superficielle, il paraît composé de fibres musculaires lisses, qui toutes sont dirigées parallèlement à l'axe antéro-postérieur du globe oculaire. En avant ce muscle s'amincit ($^1/_{26}$ de millimètre) et vient s'insérer d'abord à la paroi inférieure du canal de Schlemm, puis, un peu plus loin, à l'extrémité postérieure d'un faisceau fibreux qui se continue avec le liséré amorphe de la cornée et adhère en même temps au grand cercle de l'iris (ligament pectiné) [Pl. XXVIII, fig. IV, 3]. Les couches profondes du muscle ciliaire, celles qui correspondent aux procès ciliaires, se composent de faisceaux musculaires entre croisés, c'est ce qu'indique l'aspect varié de la section des noyaux musculaires de cette région (fig. IV, 5, 6). En arrière, le muscle se prolonge par des faisceaux longitudinaux jusqu'à la partie moyenne de la choroïde, et en avant il envoie également des faisceaux qui pénètrent dans l'iris et rayonnent vers la pupille.

Les vaisseaux ciliaires, qui traversent le muscle ciliaire,

s'amalgament, pour ainsi dire, avec lui et il en résulte la formation d'un appareil érectile (Rouget). Dans la moitié postérieure de la choroïde, on ne trouve que des vaisseaux unis les uns aux autres par un tissu connectif très-délié et renfermant quelques cellules plasmatiques.

Iris.

Sur les deux faces de l'iris, on rencontre une simple couche épithéliale. Nous avons déjà vu celle qui revêt la face antérieure (fig. III, 5); quant à l'épithélium de la face postérieure (uvée), il est formé de cellules pigmentaires polyédriques semblables à celles de la choroïde. Outre les vaisseaux que l'iris contient, on trouve encore dans cette membrane un anneau musculaire qui circonscrit la pupille, et s'unit, par son pourtour, aux faisceaux rayonnés du muscle ciliaire, et enfin, une trame de tissu connectif qui contient une très-grande quantité de cellules plasmatiques. Dans presque tous les yeux, mais surtout dans les yeux foncés, la plupart de ces éléments contiennent des granulations pigmentaires.

Nerfs.

Les nerfs de la choroïde et de l'iris (nerfs ciliaires), sont très-nombreux et paraissent destinés à l'appareil musculaire de ces membranes.

Rétine.

La rétine qui forme la troisième tunique du globe oculaire a exactement la même étendue que la choroïde au-dessous de laquelle elle est située. A l'entrée du nerf optique elle est plus épaisse que dans ses autres parties, elle présente même une petite saillie que l'on a appelée papille de la rétine; à l'extrémité postérieure de l'axe antéro-postérieur de l'œil, par conséquent en dehors de la pupille, elle offre une dépression allongée et légèrement jaunâtre (tache jaune de Sœmmering), son bord antérieur s'amincit et ne s'arrête qu'à la grande circonférence de l'iris, mais ses éléments nerveux ne dépassent pas l'*ora serrata.*

9

D'après les recherches de H. Müller, voici quelle est la structure de cette membrane. La couche superficielle se compose de petits bâtonnets serrés les uns contre les autres, de manière à former une lamelle non interrompue (membrane de Jacob). Leur direction est perpendiculaire à la surface de la rétine, et leur forme, ainsi que leur nom l'indique, est cylindrique; mais on rencontre aussi des bâtonnets qui s'élargissent inférieurement et constituent de véritables cônes. Ceux-ci sont bien moins nombreux que les bâtonnets proprement dits, et ils sont assez uniformément répartis; cependant au niveau de la tache jaune, ils constituent à eux seuls la partie correspondante de la membrane de Jacob. L'extrémité inférieure des bâtonnets s'effile et s'unit à une fibre (fibre de Müller) qui traverse toute l'épaisseur de la rétine. Sur le trajet de cette fibre, on trouve trois renflements: le premier est situé à son extrémité supérieure, immédiatement au-dessous des bâtonnets; le second, à sa partie moyenne, et le troisième, à son extrémité inférieure. Le premier correspond à la couche granuleuse externe, le second, à la couche granuleuse interne et le troisième, mélangé aux fibres du nerf optique, fait partie de la couche fibreuse; les renflements supérieur et moyen sont de nature cellulaire, l'inférieur est formé par une masse homogène, déprimée en bas et reposant sur une lamelle amorphe très-mince ($^1/_{1000}$ de millimètre), qui constitue la membrane limitante de la rétine.

Au-dessous de la couche granuleuse interne, existe une autre lame composée de cellules nerveuses multipolaires (couche nerveuse), et enfin, sous celle-ci se trouve la couche fibreuse constituée, comme nous l'avons déjà dit, par les fibres du nerf optique. Celles-ci marchent d'arrière en avant, puis se recourbent en haut pour s'unir aux prolongements des cellules nerveuses qui, de leur côté, envoient une fibre anastomotique au renflement moyen de la fibre de Müller. Au centre de la tache jaune, on ne trouve que des cellules nerveuses sous-jacentes aux bâtonnets.

En résumant ce que nous venons de dire sur l'agencement des divers éléments qui composent la rétine, nous voyons que cette membrane présente une série de couches superposées, parfaitement distinctes et qui sont, en procédant de dehors en dedans : 1° la couche des bâtonnets; 2° la couche granuleuse externe correspondant au renflement supérieur de la fibre de Müller ; 3° la couche granuleuse interne, correspondant au renflement moyen de la même fibre ; 4° la couche nerveuse formée par les cellules nerveuses; 5° la couche fibreuse formée par les fibres nerveuses du nerf optique ; 6° enfin, la membrane limitante.

L'artère centrale de la rétine traverse la papille du nerf optique et se distribue dans les couches profondes de cette membrane ; elle forme une couronne autour de la tache jaune et se termine par un réseau circulaire au niveau de l'*ora serrata*. La veine a la même distribution que l'artère.

Milieux de l'œil. Corps hyaloïde. Le corps hyaloïde ou vitré est logé dans la rétine et n'adhère à cette membrane qu'à partir de l'*ora serrata* jusqu'à son bord antérieur ; en avant, il est creusé en cupule pour recevoir le cristallin. Sa membrane d'enveloppe est transparente, anhiste et très-mince, surtout en arrière; mais en avant, elle s'épaissit et se dédouble pour s'insérer sur les deux faces du cristallin et former, avec le pourtour de cet organe, le canal godronné de Petit. Le contenu qui adhère à la face interne de l'enveloppe, offre chez l'embryon une structure analogue à celle de la gélatine de Warthon, c'est-à-dire

Corps hyaloïde

qu'il se compose d'une substance amorphe, au milieu de laquelle on rencontre des noyaux ovales et des cellules étoilées. Mais chez l'adulte, les éléments cellulaires disparaissent et il ne reste plus qu'une masse amorphe et gélatiniforme.

Le corps hyaloïde ne contient ni nerfs, ni vaisseaux. Pendant la vie embryonnaire, son axe antéro-postérieur est creusé en canal pour livrer passage à une petite branche de l'artère centrale de la rétine (artère capsulaire); mais après la naissance, ce canal s'oblitère.

Cristallin. Le cristallin se compose d'une enveloppe et d'un contenu. L'enveloppe, ou capsule du cristallin, est une membrane parfaitement anhiste et transparente, c'est-à-dire qu'elle ressemble à une lame de verre très-pur. Elle jouit d'une grande élasticité et se déchire facilement; son épaisseur est en moyenne de $1/_{80}$ de millimètre dans sa moitié antérieure, et de $1/_{200}$ dans sa moitié postérieure. Elle résiste parfaitement à l'action de l'eau bouillante, de la potasse et des acides. Sa face externe adhère au corps hyaloïde en arrière, mais elle est tout à fait libre en avant; sa face interne est tapissée par une couche de cellules polyédriques très-délicates et dont la fonte, qui s'opère peu de temps après la mort, produit le liquide de Morgagni. Pour certains observateurs, ce liquide ne provient pas de la couche épithéliale capsulaire, mais bien de globules situés au-dessous d'elle et qui se distinguent par leur forme sphérique et par l'absence du noyau dans leur contenu (Warlomont).

Au-dessous de l'épithélium capsulaire et des globules de Morgagni, se trouve le cristallin proprement dit, qui offre à considérer une partie centrale ou noyau et une partie périphérique ou corticale. Le noyau central se présente sous forme d'une petite masse étoilée, dans laquelle on ne rencontre que des granulations très-fines. La substance corticale se compose de lamelles concentriques, et chaque lamelle, de prismes hexagonaux juxtaposés et aplatis d'avant en arrière. Ces bandelettes prismatiques sont d'autant plus étroites et plus nombreuses qu'elles sont situées plus profondément, et elles adhèrent plus intimement entre elles par leurs bords que par leurs faces; ce qui explique, d'un côté, l'accroissement de la densité du cristallin de la superficie au centre, et, d'un autre côté, sa décomposition plus facile en lamelles qu'en fibres. Elles possèdent une enveloppe très-mince et amorphe et un contenu demi-liquide, également amorphe et de nature albumineuse; leurs bords sont armés de dents qui par leur engrenage ajoutent à la solidité de leur union.

Chaque prisme prend naissance sur une branche du noyau central, marche jusqu'au bord du cristallin qu'il contourne et se jette sur sa face opposée où il se termine; il ne mesure pas la même longueur sur ses deux faces, c'est-à-dire que s'il prend naissance au pôle d'une face, il se termine avant d'arriver au pôle de l'autre face.

Le cristallin ne possède pas de vaisseaux, ni de nerfs, son enveloppe non plus, du moins chez l'adulte. Pendant la vie embryonnaire, la branche de l'artère centrale de la rétine qui traverse le corps vitré (artère capsulaire), fournit des rameaux qui embrassent la capsule, et vont ensuite se perdre dans la membrane pupillaire où ils s'anastomosent avec les artères ciliaires.

Le développement histologique de l'œil suit la loi commune; toutes les parties qui le composent dérivent des cellules embryonnaires qui subissent des métamorphoses déterminées pour former tel ou tel tissu. Chaque fibre du

Développement.

cristallin paraît résulter de l'allongement d'une seule cellule et non de la fusion d'un plus ou moins grand nombre de ces éléments.

Oreille externe. **Article II. Oreille.** Le squelette de l'oreille externe est osseux dans les parties profondes du conduit auditif et fibro-cartilagineux dans toutes les autres parties. La peau qui le revêt renferme des glandes de nature diverse et inégalement réparties. Au niveau de la conque, on rencontre un grand nombre de glandes sébacées (p. 71); on retrouve encore ces organes dans le conduit auditif externe, mais ils sont mélangés avec des glandes cérumineuses (p. 77); enfin, on voit des glandes sudoripares à peu près partout, mais principalement sur la face interne du pavillon.

La distribution des vaisseaux et des nerfs n'offre rien de particulier à noter.

Oreille moyenne. La muqueuse de l'oreille moyenne est fort mince; il n'y a qu'au niveau de la trompe d'Eustache où elle acquiert une certaine épaisseur. Des parois osseuses, elle se réfléchit sur la membrane du tympan à laquelle elle se soude, sur les muscles et sur les osselets, auxquels elle sert de périoste. Son revêtement épithélial est partout vibratile, à l'exception de la face interne de la membrane du tympan où il est simplement pavimenteux (Kœlliker).

Cette membrane est constituée par une lame fibreuse, à faisceaux rayonnés et circulaires, et son pourtour est enchâssé dans sa rainure temporale, à la façon d'un verre de montre dans son cadre; nous connaissons déjà les rapports de sa face interne avec la muqueuse tympanique. Quant à sa face externe, elle est revêtue par l'épiderme du conduit auditif externe.

Les vaisseaux de l'oreille moyenne sont nombreux et forment un réseau très-riche dans l'épaisseur de la muqueuse et de la membrane du tympan. Les vaisseaux lymphatiques accompagnent sans doute les artères et les veines.

Les nerfs sont également nombreux et viennent des cinquième, septième et neuvième paires ; on ignore leur mode de terminaison ; Kœlliker signale sur le trajet du nerf tympanique des amas de cellules ganglionnaires.

Les canaux demi-circulaires, le vestibule et le limaçon osseux sont revêtus par une lamelle de tissu connectif sur laquelle s'étale un épithélium pavimenteux. Oreille interne.

Les canaux demi-circulaires et le vestibule membraneux se composent d'une lame de tissu connectif extrêmement délicat, à peine fibrillaire, et dans lequel on rencontre une assez grande quantité de noyaux ovales (fibres plastiques) ; un feuillet très-mince et amorphe repose sur la face interne de cette membrane et supporte lui-même une couche épithéliale pavimenteuse.

Les taches blanches que l'on aperçoit sur le saccule et l'utricule sont formées de granulations calcaires (Otolithes) qui revêtent quelquefois des formes cristallines. A l'extérieur et à l'intérieur de ces canaux et renflements membraneux, existe un liquide (perilymphe, endolymphe), dont la nature chimique n'est pas encore bien déterminée.

Les nerfs qui aboutissent aux ampoules des canaux demi-circulaires, au saccule et à l'utricule, paraissent se terminer par des extrémités libres après s'être divisés un assez grand nombre de fois ; jusqu'à présent on n'a pas pu les poursuivre au delà de ces renflements.

Les vaisseaux forment un réseau serré qui siége principalement dans la tunique fibreuse des canaux demi-circulaires et des deux renflements vestibulaires.

Les travaux de Corti et de Kœlliker tendent à établir

que les fibres nerveuses du limaçon se terminent par des extrémités libres dans l'épaisseur de la portion membraneuse de la lame spirale. Ces auteurs ont constaté en outre, dans la continuité de ces fibres, des renflements globuleux analogues à ceux des fibres nerveuses de la rétine.

Le réseau des vaisseaux cochléens est aussi riche que celui du vestibule et des canaux demi-circulaires.

Muqueuse olfactive. ARTICLE III. MEMBRANE OLFACTIVE. La muqueuse nasale est épaisse, molle, tomentueuse et rosée, surtout dans ses deux tiers inférieurs. Sa trame est constituée par un feutrage de fibres connectives et élastiques, mais ces dernières sont relativement rares ; elle renferme aussi des cellules plasmatiques en abondance. Les couches profondes adhèrent intimement au périoste et contiennent une grande quantité de glandes muqueuses en grappe. Sa face libre est tapissée par un épithélium stratifié, dont les cellules superficielles coniques supportent des cils vibratiles. Ses vaisseaux sont extrêmement nombreux et forment un réseau très-épais. Les filets nerveux qui viennent de la cinquième paire se distribuent partout et n'offrent rien de particulier à noter, mais ceux que fournit le nerf olfactif n'occupent que la muqueuse du cornet supérieur et du tiers supérieur de la cloison nasale ; de plus, ils paraissent se terminer par des extrémités libres. Cependant, pour quelques observateurs, ils aboutiraient à des renflements cellulaires semblables à ceux de la rétine.

FIN.

PRÉCIS

D'HISTOLOGIE HUMAINE.

Strasbourg, imprimerie de Veuve Berger-Levrault.

PRÉCIS

D'HISTOLOGIE HUMAINE

PAR

C. MOREL,

PROFESSEUR AGRÉGÉ A LA FACULTÉ DE MÉDECINE DE STRASBOURG,
MEMBRE DE LA SOCIÉTÉ DES SCIENCES NATURELLES DE LA MÊME VILLE.

DESSINS D'APRÈS NATURE

PAR

A. VILLEMIN, D. M.

MÉDECIN AIDE-MAJOR.

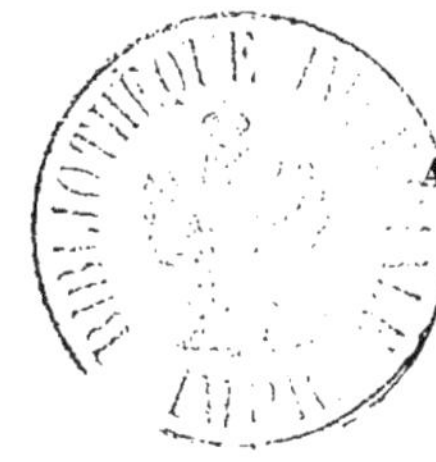

PLANCHES.

PARIS,
J. B. BAILLIÈRE ET FILS,
LIBRAIRES DE L'ACADÉMIE IMPÉRIALE DE MÉDECINE, RUE HAUTEFEUILLE, 19.

MADRID, C. BAILLY-BAILLIÈRE, CALLE DEL PRINCIPE, 11.
LONDRES, BAILLIÈRE, REGENT-STREET, 219.

STRASBOURG,
DÉRIVAUX, LIBRAIRE, RUE DES HALLEBARDES, 23.

1860.

EXPLICATION DES PLANCHES.

EXPLICATION DES PLANCHES.

PLANCHE I.

TYPES DIVERS DE CELLULES.

FIG. I. **Sang d'adulte.** 1 Globules rouges vus de face ; 2 *id.* vus de champ ; 3 *id.* déformés; 4 globule blanc.

FIG. II. **Cellules épithéliales de la vessie.** 1 Cellule avec contenu granuleux ; 2 noyau contenant aussi des granulations, dont une 3 plus volumineuse que les autres, constitue le nucléole ; 4 cellule avec deux noyaux ; 5 groupe de cellules dans leurs rapports réciproques.

FIG. III. **Cellules du foie.** Elles ont une forme polyédrique, et au milieu de leur contenu granuleux, on remarque de la graisse libre sous l'aspect de petites perles très-brillantes.

FIG. IV. **Cellules épidermiques.** 1 Cellules de la couche de Malpighi ; 2 cellules de la couche moyenne ; 3 cellules de la couche superficielle constituées par des lamelles granulées et dépourvues de noyaux ; 4 autres cellules de la même couche, détachées et gonflées par l'eau acidulée.

FIG. V. **Cellules adipeuses** sous-dermiques. Le contenu liquide est si transparent, que l'on aperçoit seulement les contours des cellules.

FIG. VI. **Cellules épithéliales de l'intestin grêle,** examinées trente heures après la mort.

FIG. VII. **Cellules épithéliales de la trachée.** 1 Corps de la cellule vibratile avec son noyau ; 2 bourrelet amorphe de la base ; 3 cils vibratiles ; 4 cellules profondes de l'épithélium ; 5 agencement naturel de ces éléments. Les cellules vibratiles forment la surface libre de la membrane épithéliale.

Nota. Tous les dessins représentés dans cet Atlas, à moins d'indications spéciales, ont été faits sur des pièces prises chez l'homme adulte et examinées à un grossissement de 400 diamètres (microscope Nachet).

PLANCHE II.

CELLULES, *suite*, ET TISSU CONNECTIF.

Fig. I. **Cellules pigmentaires** de la face profonde de la choroïde. Ce sont des polyèdres très-réguliers, chargés de granulations pigmentaires à la périphérie, et présentant un centre brillant qui correspond au noyau.

Fig. II. **Cellules pigmentaires rameuses** de la face superficielle de la choroïde. 1 Cellule; 2 noyau; 3 rameau anastomosé; 4 noyau de cellules ovales ou fusiformes, mélangées à des fibres connectives très-pâles.

Fig. III. **Cellules fusiformes** (fibro-plastiques).

Fig. IV. **Cellules adipeuses** contenant des cristaux de margarine sous forme d'aiguillettes en houppe ou isolées.

Fig. V. **Cellules ou noyaux plasmatiques** de la cornée. On aperçoit des anastomoses entre elles.

Fig. VI. **Cellules d'un Cancer** de la mamelle, où l'on voit la multiplication endogène du noyau par scission.

Fig. VII. **Autre type de cellule cancéreuse,** avec multiplication des noyaux par scission. 1 Noyau en voie de scission; 2 noyaux séparés.

Fig. VIII. **Multiplication des cellules.** 1 Formation endogène telle qu'on l'observe dans la moelle fœtale; 2 multiplication par scission dans la cellule cartilagineuse.

Fig. IX. **Fascia superficialis** de l'avant-bras. Il est constitué par des faisceaux de fibres connectives 1, ondulés et croisés en tous sens pour former un feutrage plus ou moins dense. Au milieu de ces faisceaux, on rencontre un assez grand nombre de fibres élastiques 2.

PLANCHE III.

TISSU CONNECTIF, *suite.*

Fig. I. **Fibres connectives** en faisceaux ondulés et parallèles. Elles ont été légèrement éraillées sur le bord droit de la préparation. (Tendon d'Achille.)

Fig. II. **Coupe longitudinale du tendon** d'Achille, traité par l'acide acétique. Les faisceaux de fibres connectives ont pâli et disparu. 1 Cellules plasmatiques placées en séries longitudinales entre les faisceaux de fibres; 2 anastomoses entre ces cellules. (Fœtus.)

Fig. III. **Coupe longitudinale du tendon** du long péronier. 1 Faisceau de fibres connectives; 2 cellules plasmatiques.

Fig. IV. **Tendon du long péronier coupé en travers.** 1 Fond granulé indiquant la coupe des fibres connectives; 2 lignes irrégulièrement ondulées, correspondant à la séparation des faisceaux; 3 cellules plasmatiques.

Fig. V. **Fibres élastiques** des ligaments jaunes. 1 Fibres dans leur agencement normal; 2 fibres dissociées.

Fig. VI. **Fibres élastiques fines** venant du poumon.

PLANCHE IV.

TISSU CONNECTIF, *suite.*

Fig. I. **Coupe longitudinale** de l'extrémité supérieure du tendon d'Achille (vieillard). 1 Faisceaux de fibres connectives; 2 cellules plasmatiques en séries longitudinales et parallèles.

Fig. II. **Extrémité inférieure du même tendon** coupé en long. 1 Fibres connectives légèrement ondulées; 2 cellules cartilagineuses dérivées des cellules plasmatiques.

Les figures suivantes indiquent divers modes de formation de la fibre connective.

Fig. III. 1 **Cellule embryonnaire**; 2 même cellule allongée et dont le contenu se divise déjà en fibrilles; 3 deux cellules soudées pour former plus tard un faisceau de fibres.

Fig. IV. **Fibrôme de la dure-mère.** 1 Cellules fusiformes libres; 2 faisceau des mêmes cellules soudées par leurs extrémités; 3 faisceaux de fibres formées par l'allongement des mêmes cellules et la disparition de leur noyau. Ici chaque série longitudinale de cellules ne forme *qu'une seule fibre.*

Fig. V. **Fibrôme de l'utérus** où l'on peut suivre la formation de la fibre par métamorphose du noyau. 1 Substance finement granulée; 2 noyaux.

Fig. VI. **Autre partie de la même tumeur.** Les noyaux plus allongés tendent déjà à la forme fibreuse.

Fig. VII. **Même tumeur.** Les noyaux sont encore plus allongés; dans certains endroits, ils se soudent bout à bout pour constituer des fibres.

PLANCHE V.

CARTILAGES ET OS.

Fig. I. **Coupe pratiquée au centre d'un cartilage costal.** 1 Substance fondamentale légèrement granulée et transparente; 2 capsule cartilagineuse; 3 cellule ou utricule primordiale; 4 noyau constitué par des granulations graisseuses; 5 capsule contenant quatre cellules, dont deux dépourvues de noyau.

Fig. II. **Cartilage costal avec son périchondre**, pris sur un sujet âgé de dix-huit ans. 1 Périchondre formé d'un feutrage de fibres connectives et élastiques, et parsemé de cellules plasmatiques 2. Il n'y a pas de ligne de démarcation nette entre la couche profonde du périchondre et la substance cartilagineuse; il est presque impossible aussi d'établir un caractère distinctif entre les cellules cartilagineuses superficielles et les cellules plasmatiques de la couche profonde du périchondre.

Fig. III. **Fibro-cartilage de l'oreille.** 1 Substance fondamentale fibreuse; 2 capsule renfermant trois cellules.

Fig. IV. **Coupe transversale du cubitus.** Au milieu de la substance fondamentale amorphe, on voit : 1 les corpuscules osseux étoilés. Leurs prolongements 2, sous forme de canalicule, s'anastomosent les uns avec les autres, de façon à constituer un réseau qui fait communiquer les corpuscules entre eux, et avec les canaux de Havers 3, ou bien avec les grandes cavités osseuses.

Fig. V. **Même coupe** vue à un grossissement de 80. Autour des canaux de Havers 1, les corpuscules osseux, sous forme de petites taches noires allongées, sont groupés en cercles concentriques.

PLANCHE VI.

OS, *suite.*

Fig. I. **Coupe longitudinale de la diaphyse du fémur.** — Gross. 80. — 1 Canaux de Havers longitudinaux; 2 canal transverse anastomotique; 3 confluent de plusieurs canaux.

Fig. II. **Coupe en long des condyles du fémur** (nouveau-né). — Gross. 180. — 1 Ligne de jonction de la partie cartilagineuse avec la partie osseuse. Au-dessus de cette ligne se trouvent les cellules cartilagineuses groupées en séries longitudinales et parallèles. Leur noyau 2, est très-foncé et à contours déchiquetés. Au-dessous de la même ligne, on voit le cartilage en voie d'ossification et imprégné de sels calcaires.

Fig. III. **Lamelle cartilagineuse** prise sur le même fémur, à deux millimètres au delà de la partie nouvellement ossifiée. 1 Substance fondamentale tout à fait transparente; 2 limite de la capsule; 3 limite de la cellule; 4 noyau déformé en étoile.

Fig. IV. **Formation de la moelle et des cavités médullaires** dans la substance nouvellement ossifiée (même fémur). 1 Substance fondamentale imprégnée en certains endroits de graisse libre 2;

3 capsule cartilagineuse; 4 cellule-mère remplie de jeunes cellules; 5 cloison intacte entre deux capsules; 6 excavation résultant de la fusion de plusieurs cellules; elle contient des jeunes cellules (cellules de la moelle fœtale) et une grande quantité de graisse libre; 7 angle correspondant à une ancienne cloison.

Fig. V. **Ossification par le périoste** (fémur d'un nouveau-né). 1 Substance osseuse complétement formée; 2 couches profondes du périoste; on y trouve encore quelques fibres connectives et un grand nombre de cellules plasmatiques, dont les plus inférieures se rapprochent par leur forme du corpuscule osseux; 3 couches superficielles du périoste avec cellules plasmatiques rares et fibres connectives très-nombreuses; 4 cellules plasmatiques.

PLANCHE VII.

OS, *suite.* DENT.

Fig. I. **Ossification du frontal** au niveau de la fontanelle (enfant de quatre mois); 1 substance osseuse; 2 couche profonde du périoste; 3 couche superficielle. Les cellules plasmatiques sont nettement étoilées.

Fig. II. **Ossification du cartilage** d'après la théorie la plus généralement reçue (dessin schématique). 1 Capsule et cellules intactes; 2 apparition du plissement de la cellule; 3 plissement plus prononcé; 4 et 5 derniers degrés de plissement et formation du corpuscule osseux.

Fig. III. **Coupe en travers des canalicules de l'ivoire.** 1 Canalicules; 2 leurs branches anastomotiques; 3 canalicules coupés un peu obliquement.

PLANCHE VIII.

DENT, *suite.*

Fig. I. **Dent incisive** d'un enfant de neuf ans — gross. 13. — 1 Cavité dentaire; 2 ivoire; 3 cément enveloppant la racine; 4 émail enveloppant la couronne.

Fig. II. **Ivoire et cément.** 1 Substance amorphe; 2 canalicules de l'ivoire avec des embranchements latéraux anastomosés les uns avec les autres ; 3 dilatations sur le trajet de ces canalicules; 4 confluent de plusieurs canalicules; 5 espaces interglobulaires ; 6 cément avec corpuscules osseux très-volumineux. Quelques-uns de ceux-ci s'anastomosent avec les corps des espaces interglobulaires.

Fig. III. **Coupe en travers de la couronne** d'une grosse molaire. 1 Ivoire et terminaison de ses canalicules; il y en a 2 qui pénètrent en se renflant jusque dans l'émail; 3 émail composé de prismes ondulés et parallèles; ici ils se présentent sous forme de faisceaux de lamelles inclinés les uns sur les autres; 4 lignes de séparation des prismes.

Fig. IV. **Coupe en travers de l'émail.** 1 Prismes coupés en travers; 2 prismes coupés un peu obliquement. Les traits blancs indiquent les lignes de séparation des prismes.

PLANCHE IX.

MUSCLES.

Fig. I. **Tunique musculeuse de l'estomac** traitée par l'acide acétique. 1 Fibre musculaire finement granulée, à contours très-pâles, souvent invisibles; 2 noyau; 3 lignes de séparation des fibres musculaires; 4 fibres élastiques.

Fig. II. **Même tunique** durcie par une légère cuisson et coupée en travers. 1 Fibres musculaires; 2 noyau; 3 ligne de séparation des fibres; 4 contours d'un faisceau musculaire.

Fig. III. **Dartos** traité par l'acide acétique. 1 Substance finement granulée, très-pâle, correspondant aux fibres musculaires 2 noyau allongé.

Fig. IV. **Fibres embryonnaires** des muscles striés. 1 Deux fibres variqueuses formées par la soudure de cellules embryonnaires; 2 noyau de ces cellules; 3 deux autres fibres un peu plus longues et beaucoup moins variqueuses ; 4 division du contenu en granulations et stries transversales ; 5 fibres offrant un commencement de striation en long ; 6 autre fibre où ce phénomène est plus marqué.

Fig. V. **Muscle jumeau** durci par la cuisson (nouveau-né). 1 Myolemme ; 2 contenu, strié en travers ; 3 noyau ; 4 fibre brisée et contenu divisé en disques ; 5 fibre où la division du contenu en disque est très-évidente.

PLANCHE X.

MUSCLES, *suite.*

Fig. I. **Coupe antéro-postérieure de la langue** (nouveau-né). 1 Faisceau musculaire vu en long ; 2 faisceau musculaire vu en travers.

Fig. II. **Aspects divers de la fibre striée.** 1 Fibre dont le contenu est brisé en deux endroits ; à l'extrémité gauche on voit parfaitement le myolemme plissé et revenu sur lui-même ; 2 fibre striée en travers avec un noyau 3 ; 4 fibre striée en travers et en long ; 5 autre fibre brisée à son extrémité supérieure ; on y voit que chaque fibrille est constituée par une série de granules légèrement aplatis et empilés les uns sur les autres. Toutes ces fibres ont été prises sur un muscle biceps tout frais, venant d'un suicidé.

Fig. III. **Fibres du cœur.** 1 Tronc commun à plusieurs branches ; 2 divisions du tronc.

PLANCHE XI.

Distribution nerveuse dans le muscle paucier pectoral de la grenouille. Les lignes parallèles indiquent les contours des fibres musculaires.

PLANCHE XII.

ÉLÉMENTS NERVEUX.

Fig. I. **Fibres nerveuses.** 1 Fibres nerveuses de la grosse espèce; 2 enveloppe de ces fibres; 3 contenu; 4 autre fibre traitée par l'acide chromique; 5 enveloppe; 6 moelle; 7 cylindre de l'axe; 8 fibres fines avec un seul contour, prises dans la moelle épinière.

Fig. II. **Fibres de Remack** prises dans un ganglion sympathique de la région lombaire.

Fig. III et IV. **Connexion des fibres nerveuses** avec les cellules ganglionnaires (d'après Leydig).

Fig. V. **Connexion des fibres nerveuses** avec les cellules de la moelle épinière. 1 Canal central de la moelle; 2 cellules nerveuses; 3 prolongement supérieur; 4 prolongement inférieur; 5 racine antérieure; 6 racine postérieure; 7 prolongement transverse constituant la commissure antérieure et établissant des anastomoses entre les cellules des deux faisceaux de la moelle épinière (d'après Owsjannikow).

Fig. VI. **Cellules nerveuses.** 1 Cellule munie d'un prolongement (ganglion rachidien dorsal); 2 autre cellule du ganglion du trijumeau; 3 amas pigmentaire.

PLANCHE XIII.

ÉLÉMENTS NERVEUX.

Fig. I. **Cellules nerveuses.** 1 Cellules apolaires de la substance grise du cerveau; 2 cellules multipolaires de la substance grise du cervelet; 3 cellule de la paroi inférieure du quatrième ventricule; 4 autre cellule de sa substance grise de la moelle cervicale; 5 noyau; 6 amas pigmentaire enveloppant le noyau; 7 deux cellules du ganglion du trijumeau; l'une d'elle présente une enveloppe nucléaire 8.

Fig. II. **Substance grise du cervelet.** 1 Cellules apolaires; 2 masse de noyaux groupés autour des cellules; 3 fibres fines variqueuses.

Fig. III. **Ganglion cervical supérieur.** 1 Cellules nerveuses logées dans une substance vaguement fibrillaire et pourvue de noyaux analogues à ceux de la cellule n° 8.

PLANCHE XIV.

TERMINAISON DES FIBRES NERVEUSES. — ARTÈRES.

Fig. I. **Fibre nerveuse du muscle** paucier pectoral de la grenouille. 1 Fibre musculaire; 2 fibre nerveuse; 3 rameaux terminaux.

Fig. II. **Corpuscule de Pacini.** 1 Pédicule; 2 substance corticale divisée en lamelles par des lignes concentriques sur la cavité desquelles on voit saillir de petits noyaux ovales; 3 cavité centrale remplie par une substance finement granulée et un assez grand nombre de noyaux à contours très-pâles; 4 fibre nerveuse formant l'axe du pédicule et arrivant dans la cavité centrale, pour s'y terminer par un léger renflement.

Fig. III. **Terminaison de la fibre nerveuse dans la rétine** (d'après H. Muller). 1 Cellule nerveuse; 2 fibres venant du nerf optique; 3 autre fibre allant rejoindre les bâtonnets.

Fig. IV. **Coupe transversale de l'artère** carotide primitive d'un enfant de quinze ans — gross. 120. — 1 Tunique interne; 2 tunique moyenne; 3 tunique externe.

Fig. V. **Même coupe** traitée par l'acide acétique et examinée à un grossissement de 400. 1 Tunique interne. On y voit la coupe transversale des fibres élastiques qui la composent. 2 Tunique moyenne; 3 noyaux de fibres musculaires; de chaque côté des noyaux, il y a une ligne pâle 4, indiquant les limites des fibres musculaires; 5 fibres élastiques; 6 *id.* coupées en travers.

Fig. VI. **Même artère.** 1 Tunique moyenne; 2 tunique externe constituée par des fibres élastiques, qui sont presque toutes dirigées dans le sens longitudinal, et qui sont plus nombreuses et plus tassées sur la limite interne que sur le bord externe. Entre les fibres élastiques se trouvent les fibres connectives qui pâlissent et se fondent sous l'influence de l'acide acétique; il en résulte une masse hyaline 3.

Fig. VII. **Tunique moyenne** d'une branche de l'artère sylvienne; elle est constituée exclusivement par l'élément musculaire; on n'y voit pas trace de fibres élastiques.

Fig. VIII. **Quatre fibres musculaires** de l'artère basilaire. Les deux dernières ont été traitées par l'acide acétique qui pâlit les fibres et rend le noyau beaucoup plus apparent.

PLANCHE XV.

ARTÈRES, *suite.*

Fig. I. **Couche épithéliale** de la tunique interne (artère radiale). 1 Noyau; 2 substance internucléaire constituée par les cellules, dont on ne peut apercevoir les contours.

Fig. II. **Cellules épithéliales isolées** (artère radiale).

Fig. III. **Lame fénêtrée.** 1 Substance anhiste à travers laquelle on voit les fibres de la couche sous-jacente; 2 fibres élastiques enclavées dans la substance anhiste; 3 trous de forme et de dimensions variables; 4 ligne irrégulière indiquant la cassure de cette membrane; 5 couche sous-jacente constituée par des fibres élastiques longitudinales (artère radiale).

Fig. IV. **Coupe longitudinale de l'artère** carotide primitive d'un enfant de quinze ans; 1 — 2 tunique interne; 2 — 3 tunique moyenne; 4 fibres musculaires de la tunique moyenne; 5 leur noyau; 6 réseau de fibres élastiques; 7 coupe en travers de ces mêmes fibres.

Fig. V. **Même artère,** desséchée comme la précédente et traitée par l'acide acétique. 1 Ligne de jonction de la tunique moyenne et de la tunique externe. Cette dernière 2, est formée d'un réseau de fibres élastiques, dirigées pour la plupart parallèlement à l'axe du vaisseau, et croisées par des fibres connectives. Celles-ci ont disparu sous l'action de l'acide acétique.

Fig. VI. **Tunique externe fraîche** simplement étalée sur le verre. 1 Fibres élastiques; 2 faisceaux de fibres connectives.

Fig. VII. **Petite artère du cerveau** mesurant $\frac{1}{20}$ millim., traitée par l'acide acétique très-étendu. 1 Tunique externe formée de fibres connectives; 2 cellules musculaires transversales; 3 leurs noyaux; elles réprésentent la tunique moyenne. Au-dessous de celle-ci, on aperçoit de noyaux ovales 4, dont le grand diamètre est dirigé dans le sens de l'axe du vaisseau. Ils sont englobés dans une couche mince de substance amorphe et forment les tuniques internes.

Fig. VIII. **Deux capillaires** du cerveau, dont le premier mesure $\frac{1}{125}$ millim., et le second $\frac{1}{100}$ millim. 1 Parois amorphes; 2 noyaux compris dans l'épaisseur de ces parois; 3 lumière du vaisseau.

PLANCHE XVI.

VEINES.

Fig. I. **Capillaire** mesurant $\frac{1}{200}$ millim.; 2 petite veine mesurant $\frac{1}{100}$; ses parois sont formées par des fibres connectives longitudinales, au milieu desquelles on voit un assez grand nombre de noyaux plasmatiques 3.

Fig. II. **Coupe transversale de la veine** crurale, desséchée d'abord, puis traitée par l'acide acétique. 1 — 2 tunique interne; 2 — 3 tunique moyenne; 3 — 4 tunique externe. Dans la tunique interne, les fibres élastiques qui la constituent sont vues, les unes, en long, les autres, coupées en travers. 5 Zones de fibres musculaires très-bien caractérisées par leurs noyaux 6 en forme de bâtonnets, et dont les contours sont nets et foncés; 7 autres fibres musculaires coupées en travers; la plupart sont munies d'un noyau 8; 9 zones de fibres élastiques et connectives alternant avec les zones musculeuses. La tunique externe ressemble à celle des artères.

Fig. III. **Valvule de la veine** saphène interne. 1 Couche épithéliale dont on ne voit bien que les noyaux ovales, les contours des cellules étant trop pâles; 2 couche sous-jacente formée exclusivement par des fibres connectives régulièrement ondulées.

Fig. IV. **Membrane élastique** sous-épithéliale d'une petite veine mésentérique traitée par l'acide acétique. 1 Réseau de fibres élastiques; 2 trous de diverses dimensions qui donnent à cette lamelle l'aspect de la membrane fenêtrée des artères; 3 noyaux de sa tunique musculeuse vus par transparence.

Fig. V. **Veine mésentérique** mesurant $\frac{1}{8}$ millim. 1 Tunique externe constituée par un mélange de fibres élastiques, de fibres connectives et de noyaux plasmatiques 2; 3 tunique moyenne exclusivement musculeuse; 4 cellules vues en pointe, avec leurs noyaux; 5 noyaux des mêmes cellules, vus en long; 6 membrane élastique de la tunique interne vue par transparence.

PLANCHE XVII.

VEINES. — VAISSEAUX LYMPHATIQUES. — GLANDES EN GRAPPE.

Fig. I. **Coupe longitudinale de la veine** crurale desséchée, puis traitée par l'acide acétique étendu. 1 Tunique interne dont les fibres élastiques sont presque toutes dirigées parallèlement à l'axe du vaisseau; 2 tunique moyenne; 3 fibres élastiques longitudinales: 4 fibres élastiques transversales; 5 fibres musculaires irrégulièrement réparties; 6 leurs noyaux; 7 tunique externe offrant un mélange de fibres élastiques et connectives; ces dernières, par suite de l'action de l'acide acétique, se présentent sous la forme d'un fond homogène et granulé 8.

Fig. II. **Coupe transversale d'un vaisseau lymphatique** de la cuisse traitée par l'acide acétique étendu. La tunique interne ne semble constituée que par une simple couche épithéliale. 1 Tunique moyenne; elle ne possède, pour ainsi dire, que des fibres musculaires dont on voit très-bien les noyaux 2; 3 fibres élastiques très-rares; 4 tunique externe où l'on rencontre un mélange de fibres connectives, élastiques et musculaires; ces dernières 5 sont dirigées parallèlement à l'axe du vaisseau.

Fig. III. **Coupe longitudinale** du même vaisseau. 1 Tunique moyenne; 2 fibres musculaires coupées en travers; 3 noyaux; 4 tunique externe; 5 noyaux des fibres musculaires vus en long.

Fig. IV. **Valvule fraîche** traitée par l'acide acétique. 1 Noyaux de l'épithélium; 2 fibres élastiques; 3 noyaux musculaires.

Fig. V. **Coupe d'un lobe** de la glande sublinguale — gross. 80. — 1 Canal excréteur; 2 ses divisions correspondant chacune à un lobule; 3 cul-de-sac glandulaire; 4 gangue connective.

PLANCHE XVIII.

GLANDES EN GRAPPES.

Fig. I. **Trois culs-de-sac** de la glande sublinguale revêtus de leur épithélium. Le noyau 1 remplit presque la cellule.

Fig. II. **Glande sébacée** du scrotum. 1 Corps de la glande rempli de cellules; 2 jeunes cellules munies de leur noyau et appliquées immédiatement sur les parois de la glande; 3 autres cellules, plus anciennes, subissant la métamorphose graisseuse; 4 canal excréteur rempli de gouttelettes de graisse; 5 fibres connectives entourant la glande; 6 épiderme.

Fig. III. **Glande sébacée du conduit auditif** externe. 1 Corps de la glande offrant des culs-de-sac assez irréguliers 2; 3 canal excréteur.

Fig. IV. **Cellules sébacées** à divers degrés d'infiltration graisseuse.

Fig. V. **Épithélium des glandes de Meibomius.** 1 Jeunes cellules; 2 cellules anciennes infiltrées de graisse.

Fig. VI. **Lait de femme.** 1 Lait d'un jour; 2 corpuscules de colostrum; 3 graisse libre; 4 lait du sixième jour après l'accouchement, appartenant à la même femme.

PLANCHE XIX.

GLANDES EN GRAPPES, *suite*. — GLANDES EN TUBES.

Fig. I. **Poumon desséché** vu à un grossissement de 25. 1 Grandes divisions vésiculaires; 2 divisions secondaires.

Fig. II. **Vésicules pulmonaires** d'un poumon frais. 1 Cloisons des vésicules ; 2 couche épithéliale tapissant les parois des vésicules.

Fig. III. **Épithélium pulmonaire** d'un embryon de trois mois. 1 Cellules dans leur agencement normal; 2 cellules séparées.

Fig. IV. **Glomérule d'une glande sudoripare,** vu à un grossissement de 165 diam. (face palmaire du médius). 1 Canal sécréteur tapissé de son épithélium; 2 noyaux de l'épithélium; 3 origine du canal excréteur; 4 gangue connective parsemée de noyaux plasmatiques 5.

Fig. V. **Canal excréteur** de la même glande. 1 Paroi externe constituée par du tissu connectif; 2 paroi interne amorphe; 3 épithélium polyédrique.

Fig. VI. **Même canal, coupé en travers.** 1 Paroi du canal; 2 épithélium; 3 lumière.

Fig. VII. **Coupe en travers du canal excréteur d'une glande cérumineuse.** 1 Paroi avec noyaux plasmatiques; 2 contenu; 3 jeunes cellules tapissant les parois de la glande; 4 cellules un peu plus anciennes.

PLANCHE XX.

GLANDES EN TUBES, *suite*. — REINS.

Fig. I. **Vue d'ensemble d'un rein de chat** — gross. 50. —

1 Canaux droits de la substance médullaire; 2 canaux flexueux de la substance corticale; 3 glomérules de Malpighi.

Fig. II. 1 et 2 **Tubes frais** avec leur revêtement épithélial; 3 autre tube, dont une extrémité 4 ne possède que la tunique externe légèrement plissée; 5 cellules épithéliales détachées; 6 coupe en travers d'un tube urinifère; 7 épithélium; 8 lumière du canal.

Fig. III. **Injection d'un rein,** communiquée par M. le docteur Bœckel — gross. 60. — 1 Troncs artériels; 2 glomérules de Malpighi; 3 vaisseau afférent; 4 vaisseau efférent; 5 réseau vasculaire de la substance corticale; 6 réseau de la substance médullaire.

Fig. IV. **Figure théorique du rein.** 1 Canal de la substance médullaire; 2 canaux de la substance corticale; 3 leur terminaison en renflement; 4 tronc artériel; 5 glomérule de Malpighi; 6 vaisseaux efférents; 7 réseau vasculaire; 8 veine efférente; 9 rapports probables du glomérule avec le canal urinifère; 10 épithélium entourant le glomérule et tapissant le canalicule.

PLANCHE XXI.

GLANDES EN TUBES, *suite*. OVAIRE.

Fig. I. **Coupe de la glande spermatique durcie** par la cuisson — gross. 50. — 1 Paroi externe du canal sécréteur; 2 paroi interne; 3 lumière et épithélium.

Fig. II. **Canalicule spermatique frais.** 1 Paroi externe; 2 paroi interne; 3 épithélium polyédrique.

Fig. III. **Cellules épithéliales de l'épididyme.**

Fig. IV. **Spermatozoïdes de l'homme.** 1 Tête; 2 prolongement caudal.

Fig. V. **Développement des spermatozoïdes** observé chez le cabiai. 1 Cellule épithéliale avec un seul noyau; 2 cellule épithéliale avec deux noyaux; 3 apparition de la tête du spermatozoïde à la périphérie du noyau; 4 et 5 deux autres cellules renfermant un plus grand nombre de noyaux au même degré de développement ; 6 noyaux où l'on voit le prolongement caudal 7 du spermatozoïde ; 8 autre noyau présentant le spermatozoïde déroulé ; 9 spermatozoïde libre.

Fig. VI. **Ovisac.** 1 Stroma de l'ovaire ; 2 couche granuleuse de l'ovisac ; 3 disque de cette couche ; 4 zone pellucide de l'ovule ; 5 jaune ; 6 vésicule germinative ; 7 tache germinative.

Fig. VII. **Ovisac** contenant deux ovules 1 et 2.

Fig. VIII. **Ovule segmenté.** 1 Zone pellucide ; 2 segmentation du jaune.

PLANCHE XXII.

FOIE. — RATE. — THYROIDE.

Fig. I. **Veine-porte du porc** — gross. 50. — 1 Lobule ; 2 troncs de la veine-porte ; 3 ses divisions secondaires ; 4 réseau capillaire.

Fig. II. **Veine-porte de l'homme** (enfant de trois ans). — Gross. 50. — 1 Tronc de la veine-porte ; 2 réseau capillaire.

Fig. III. **Veine sus-hépatique** du lapin — gross. 50. — 1 Limites d'un lobe ; 2 tronc de la veine ; 3 réseau capillaire.

Fig. IV. **Cellules hépatiques.** 1 Grandes cellules ; 2 petites cellules.

Fig. V. **Cellules épithéliales de la vésicule** biliaire.

Fig. VI. **Figure théorique du foie.** 1 Veine-porte ; 2 veine sus-hépatique ; 3 réseau capillaire ; 4 mailles de ce réseau remplies par les grandes cellules hépatiques ; 5 canal biliaire ; 6 prolongements en cul-de-sac de ce canal ; 7 épithélium biliaire.

Fig. VII. **Éléments cellulaires de la rate.** 1 Cellules propres ; 2 Cellules épithéliales vasculaires.

Fig. VIII. **Corps thyroïde de l'adulte.** 1 Loge ; 2 parois de cette loge formées de fibres connectives ; 3 noyaux plasmatiques ; 4 épithélium déjà altéré.

PLANCHE XXIII.

PEAU.

Fig. I. **Coupe de la peau** de la face palmaire de la troisième phalange de l'index — gross. 60. — 1 Épiderme; 2 couche cornée ou externe plus foncée; 3 couche interne ou muqueuse de Malpighi. Au-dessous de l'épiderme on aperçoit le derme, qui se divise aussi en deux couches; 4 couche superficielle; 5 couche profonde; 6 papille dermique; 7 corpuscule du tact; 8 glandes sudoripares; 9 canal excréteur de la glande; 10 masse de cellules adipeuses.

Fig. II. **Coupe de la peau** de la face palmaire de la troisième phalange du médius. 1 Cellules de la couche cornée dépourvues de noyau; 2 cellules polyédriques de la couche muqueuse; 3 cellules ovales formant toujours la couche la plus profonde de l'épiderme; 4 liséré amorphe et transparent, situé entre le derme et l'épiderme; 5 cellules plasmatiques du derme mélangées à des fibres connectives et élastiques; 6 corpuscule du tact logé dans une papille; 7 pédicule nerveux; 8 branches de ce pédicule; 9 noyaux plasmatiques englobés dans une substance amorphe.

Fig. III. **Coupe de la peau du scrotum.** 1 Cellules épidermiques profondes chargées de pigment.

Fig. IV. **Coupe transversale d'une papille.** 1 Derme; 2 liséré limitant; 3 épiderme.

PLANCHE XXIV.

ONGLE ET POIL.

Fig. I. **Coupe transversale de l'ongle** en arrière — gross. 6. — 1 Derme formant le lit de l'ongle; 2 couche de Malpighi; 3 couche épidermique de l'ongle; 4 pli sus-onguéal; 5 derme du pli se continuant avec celui du lit; 6 couche de Malpighi se continuant avec celle de l'ongle; 7 ligne de séparation de la couche épidermique du pli et de la couche épidermique de l'ongle.

Fig. II. **Même coupe** — gross. 25. — 1 Papille dermique du lit de l'ongle ; 2 couche de Malpighi de l'ongle ; 3 couche épidermique ; 4 ligne de séparation de l'ongle et de l'épiderme du pli sus-onguéal ; 5 seul point de fusion entre ces deux couches ; 6 derme et papilles dermiques du pli sus-onguéal ; 7 couche de Malpighi ; 8 papilles dermiques coupées en travers ; 9 canal sudoripare ; 10 épiderme.

Fig. III. **Coupe longitudinale de l'ongle** — gross. 6. — 1 Ongle ; 2 derme ; 3 épiderme.

Fig. IV. **Poil du scrotum** avec sa gaîne et une glande sébacée — gross. 50. — 1 Partie inférieure de la tige ; 2 racine ; 3 bulbe ; 4 épiderme du poil ; 5 substance corticale ; 6 canal médullaire ; 7 papille du bulbe ; 8 couche dermique de la gaîne ; 9 couche épidermique externe ; 10 couche épidermique interne ; 11 glande sébacée ; 12 canal excréteur.

Fig. V. **Imbrication des cellules** de la couche épidermique du poil.

Fig. VI. **Cellules de la même couche** détachée et traitée par l'acide acétique.

Fig. VII. **Tronçon de la tige.** 1 Épiderme ; 2 substance corticale ; 3 canal médullaire rempli de cellules.

PLANCHE XXV.

POIL, *suite.* — MUQUEUSE DU TUBE DIGESTIF.

Fig. I. **Substance corticale du poil** traitée par la potasse. Elle est constituée par des corps fusiformes, qui paraissent être le résultat de la métamorphose du noyau.

Fig. II. **Follicule pileux** — gross. 200. — 1 Couche externe ; 2 couche interne et 3 liséré amorphe de la portion dermique du follicule ; 4 couche épidermique externe correspondant au corps muqueux de Malpighi ; 5 couche épidermique interne de la gaîne correspondant à la couche cornée de l'épiderme; 6 bulbe; 7 papille vasculaire; 8 substance médullaire.

Fig. III. **Papille caliciforme** de la langue — gross. 25. — 1 Corps de la papille dermique surmonté de papilles secondaires 2; 3 épiderme à surface lisse.

Fig. IV. **Papille filiforme** — gross. 25. — 1 Corps de la papille dermique surmonté de papilles secondaires 2; 3 épiderme possédant aussi des papilles secondaires 4.

Fig. V. **Papille lenticulaire** — gross. 50. — 1 Orifice central conduisant dans un cul-de-sac; en dehors on voit le réseau capillaire de la muqueuse.

Fig. VI. **Épithélium de l'œsophage.** 1 Deux cellules détachées.

Fig. VII. **Surface de la muqueuse stomacale** — gross. 25. — 1 Orifice glandulaire.

Fig. VIII. **Glande pylorique composée** d'un enfant — gross. 250. — 1 Cul-de-sac aboutissant à un orifice commun 2.

PLANCHE XXVI.

MUQUEUSE DU TUBE DIGESTIF, *suite.*

Fig. I. **Cul-de-sac d'une glande cardiaque composée.** Les cellules épithéliales sont plus volumineuses et ont une autre forme que celles des glandes simples et pyloriques.

Fig. II. **Muqueuse du duodénum** — gross. 25. — 1 Villosité conique; 2 *id.* lamellaire; 3 villosité lamellaire composée; 4 orifice des glandes de Lieberkühn.

Fig. III. **Muqueuse de l'iléon** — gross. 25. — 1 Villosité; 2 orifices des glandes de Lieberkühn.

Fig. IV. **Villosité recouverte de son épithélium** — gross. 250. — 1 Cellules vues par la base; 2 cellules vues obliquement; 3 revêtement amorphe.

Fig. V. **Épithélium vue de face.** — gross. 400. —

Fig. VI. **Cellules vues dans le sens de leur longueur**; leur base supporte encore le bourrelet amorphe. 1 Cellule avec deux noyaux.

Fig. VII. **Villosité dépouillée de son épithélium.** 1 Substance amorphe ou légèrement fibrillaire ; 2 anse vasculaire ; 3 noyaux dont la plupart paraissent appartenir aux capillaires.

Fig. VIII. **Villosité injectée** — gross. 50. —

Fig. IX. **Glande de Brunner** — gross. 50. —

Fig. X. **Glande de Lieberkühn** — gross. 125. — 1 Parois; 2 revêtement épithélial.

Fig. XI. **Orifice d'une glande de Lieberkühn** — gross. 125. — 1 Épithélium de la glande formant une couronne autour de la lumière 2.

Fig. XII. **Follicule isolé de l'iléon** — gross. 25. — 1 Saillie du follicule ; 2 villosités ; 3 orifices des glandes de Lieberkühn.

Fig. XIII. **Deux follicules clos injectés.** — gross. 50. — 1 Rameaux de la veine mésaraïque ; 2 capillaires entourant les follicules.

Fig. XIV. **Muqueuse du colon** présentant les orifices des glandes de Lieberkühn.

Fig. XV. **Muqueuse du colon.** 1 Glandes de Lieberkühn; 2 orifice surmontant un follicule isolé.

PLANCHES SUPPLÉMENTAIRES.

PLANCHE XXVII.

Fig. I. **Formation osseuse** dans le canal médulaire. 1 os nouvellement formé ; 2 noyaux ovales ; 3 noyaux dentelés ; 4 ligne de jonction de l'os avec le blastème.

Fig. II. **Coupe en travers** du muscle orbiculaire des paupières.

Fig. III. **Glande de Meibomius.** 1 Canal excréteur commun ; 2 lobules. — Gross. 25. —

Fig. IV. **Rein de Cabiai.** 1 Canal sécréteur ; 2 son ampoule ; 3 glomérule de Malpighi ; 4 vaisseaux afférent et efférent ; 5 épithélium qui embrasse le glomérule — gross. 240. —

Fig. V. **Cil coupé en travers** au niveau de son follicule. 1 Substance médullaire ; 2 substance corticale du poil ; 3 couche épidermique interne de la gaîne ; 4 couche épidermique externe ; 5 zone dermique interne de la gaîne ; 6 zône dermique externe ; 7 glandes sébacées — gross. 220. —

Fig. VI. **Villosité intestinale** dépouillée de son épithélium et prise sur un intestin en pleine digestion. 1 Corps de la villosité infiltrée de graisse ; 2 chylifère occupant l'axe de la villosité et se terminant par une extrémité mousse — gross. 220. —

PLANCHE XXVIII.

OEIL.

Fig. I. **Coupe des deux premières tuniques** du globe oculaire au niveau de la jonction de la cornée avec la sclérotique. 1 Sclérotique ; 2 cornée ; 3 ligne de jonction de ces deux membranes ; 4 canal de Schlemm ; 6 conjonctive ; 7 épithélium conjonctival et cornéen ; 8 ligne de jonction de la conjonctive et de la sclérotique ; 9 liséré amorphe antérieur de la cornée ; 10 liséré amorphe postérieur de la même membrane ; 11 iris ; 12 choroïde ; 13 procès ciliaires — gross. 25. —

Fig. II. **Cornée, sclérotique et conjonctive.** 1 Sclérotique ; 2 cornée ; 3 liséré amorphe antérieur de la cornée ; 4 jonction de ce liséré avec la conjonctive ; 5 épithélium stratifié de la conjonctive et de la face antérieure de la cornée — gross. 360. —

Fig. III. **Zône postérieure de la cornée.** 1 Cornée ; 2 cellules plasmatiques anastomasées ; 3 liséré amorphe postérieur ; 4 sa jonction avec la sclérotique ; 5 revêtement épithélial qui se réfléchit sur la face antérieure de l'iris et constitue la membrane de Demours — gross. 360. —

Fig. IV. **Muscle ciliaire.** 1 Sclérotique ; 2 canal de Schlemm ; 3 anneau ciliaire ; 4 procès ciliaires où l'on voit des noyaux musculaires en long 5, et en travers 6 ; 7 grande circonférence de l'iris — gross. 125. —

FIN.

Pl I

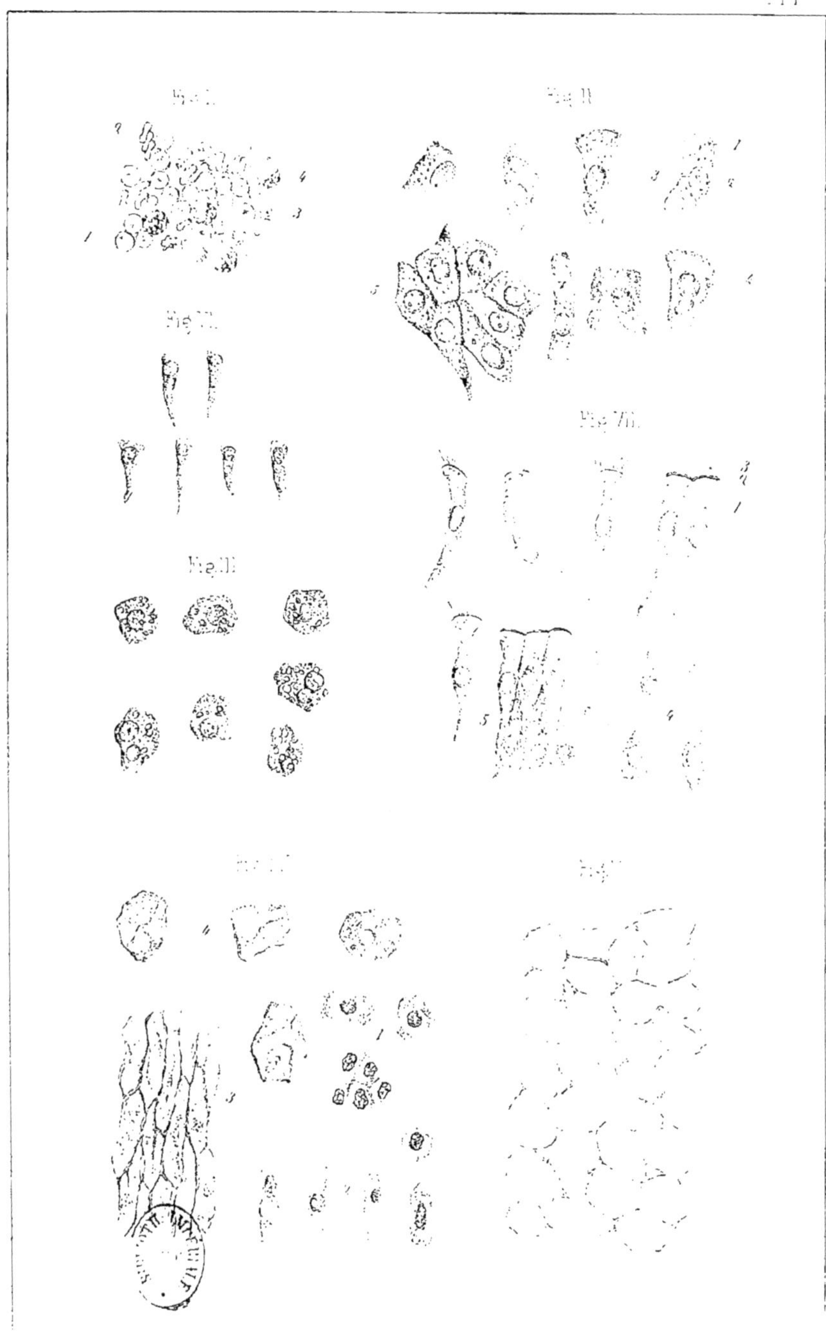

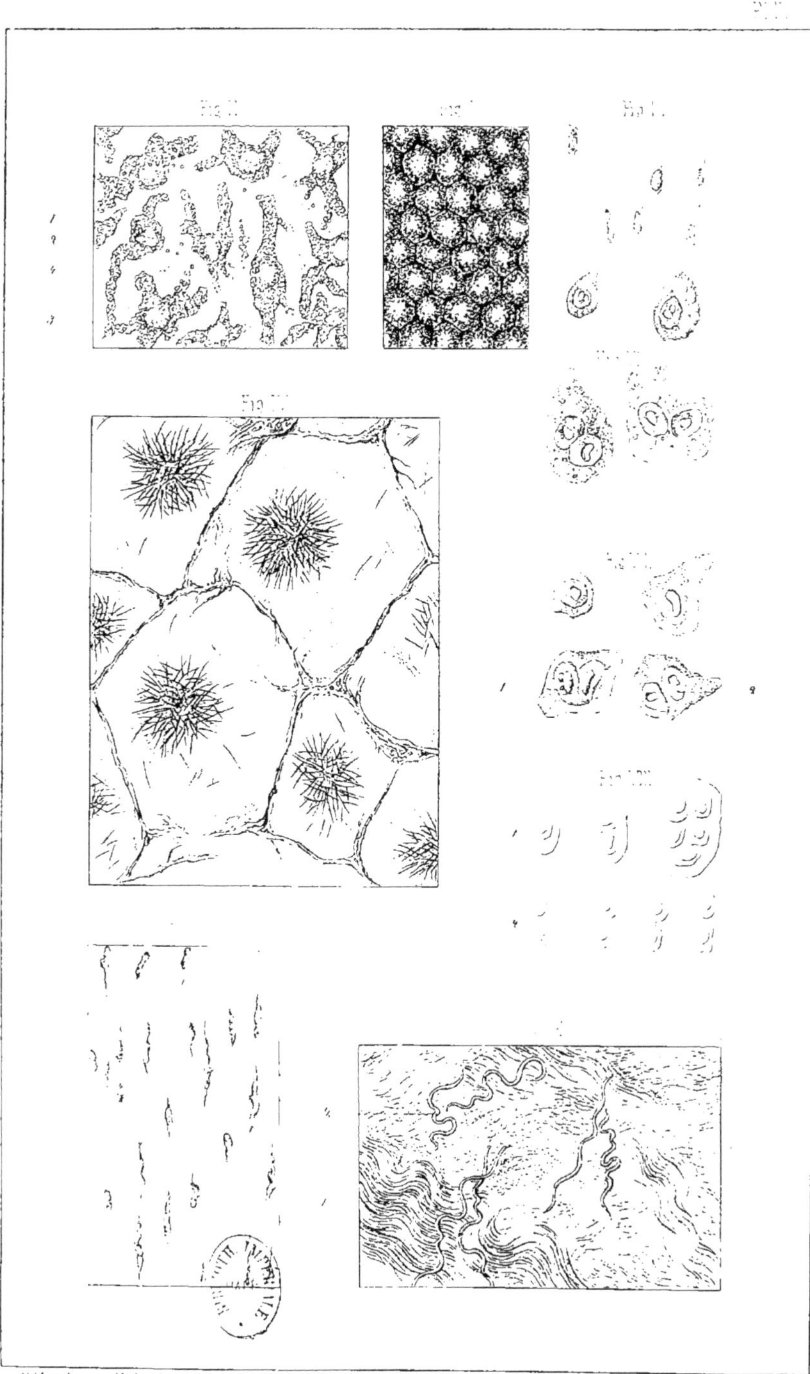

C. Morel prep. Villemin del.

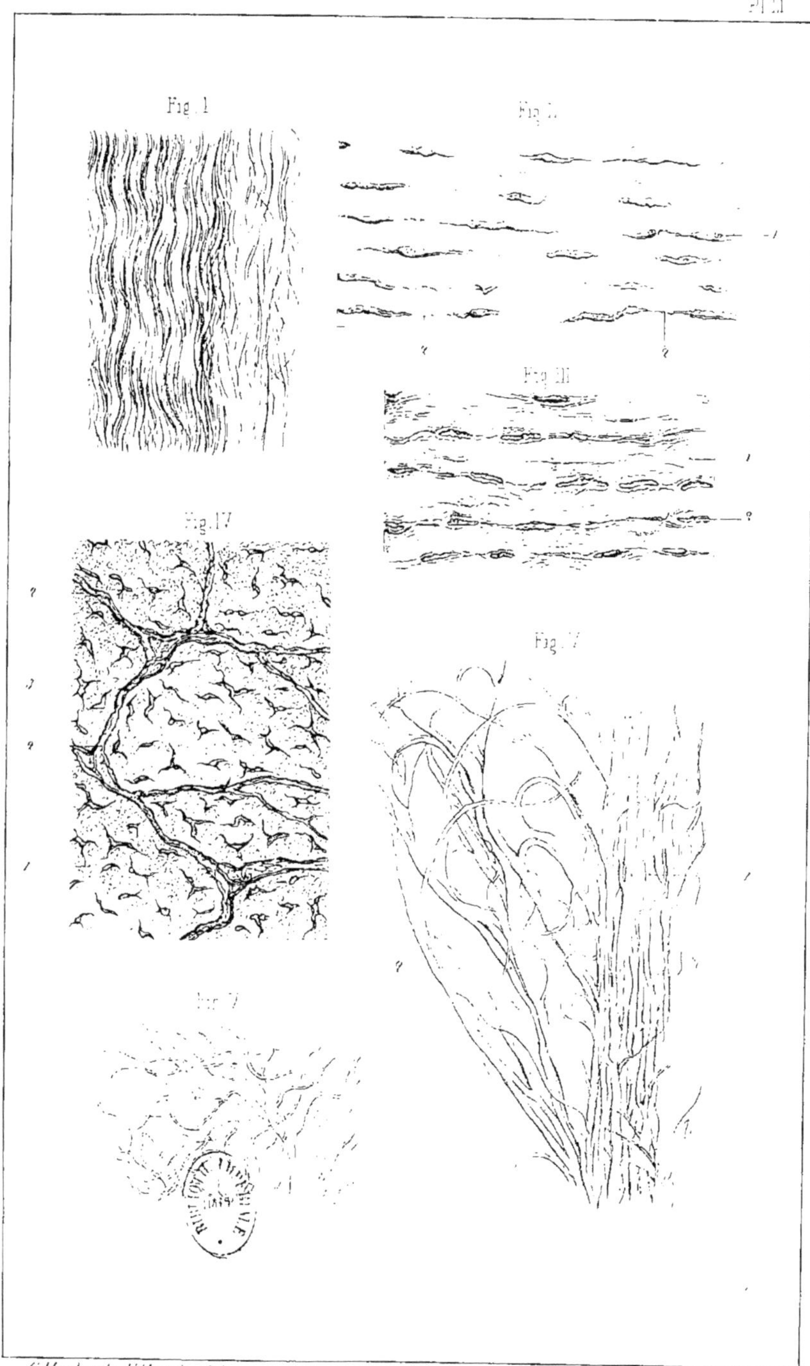

C. Morel prép. Villemin del.

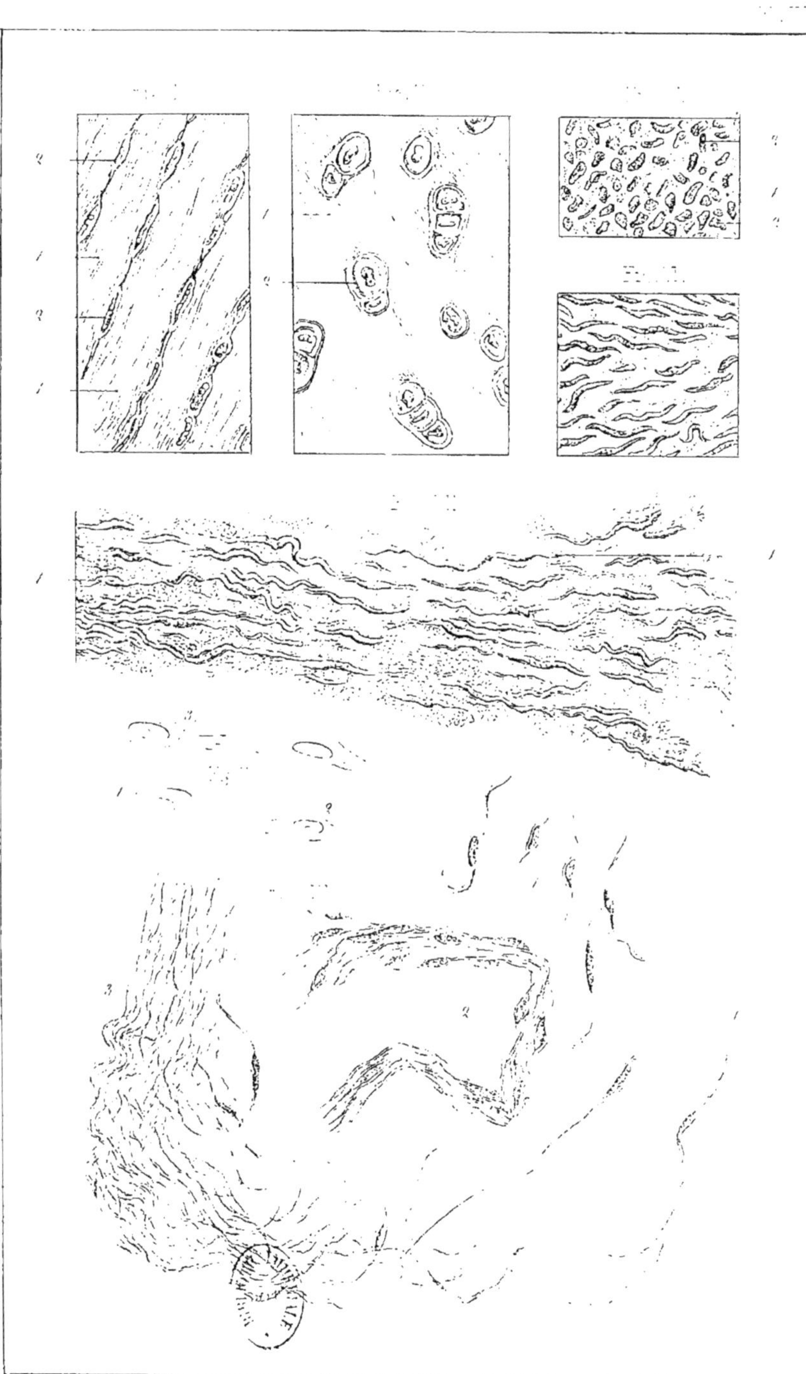

C. Morel prép. Villemin del.

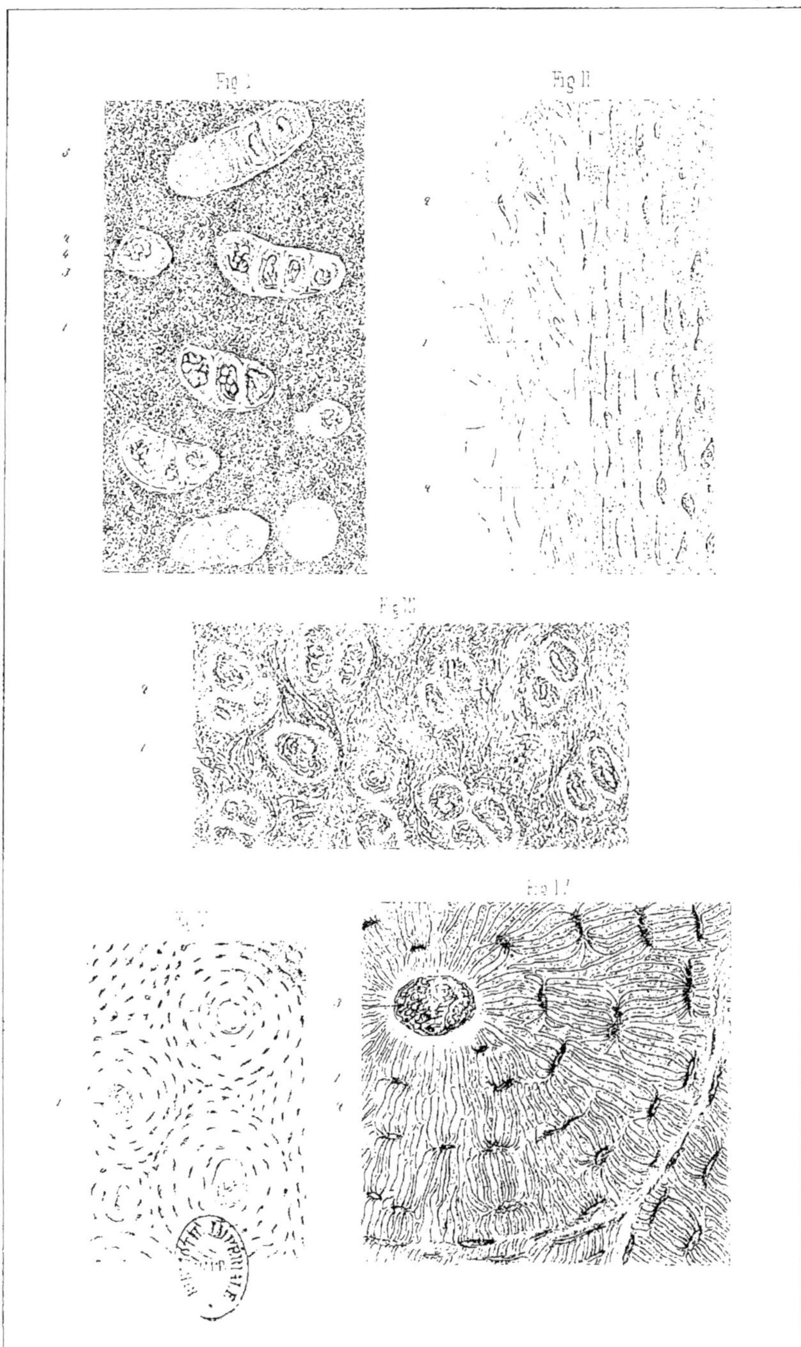
Fig. I
Fig. II
Fig. III
Fig. V
C. Morel prep. Villemin del.

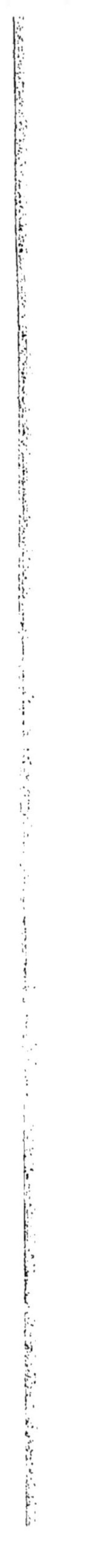

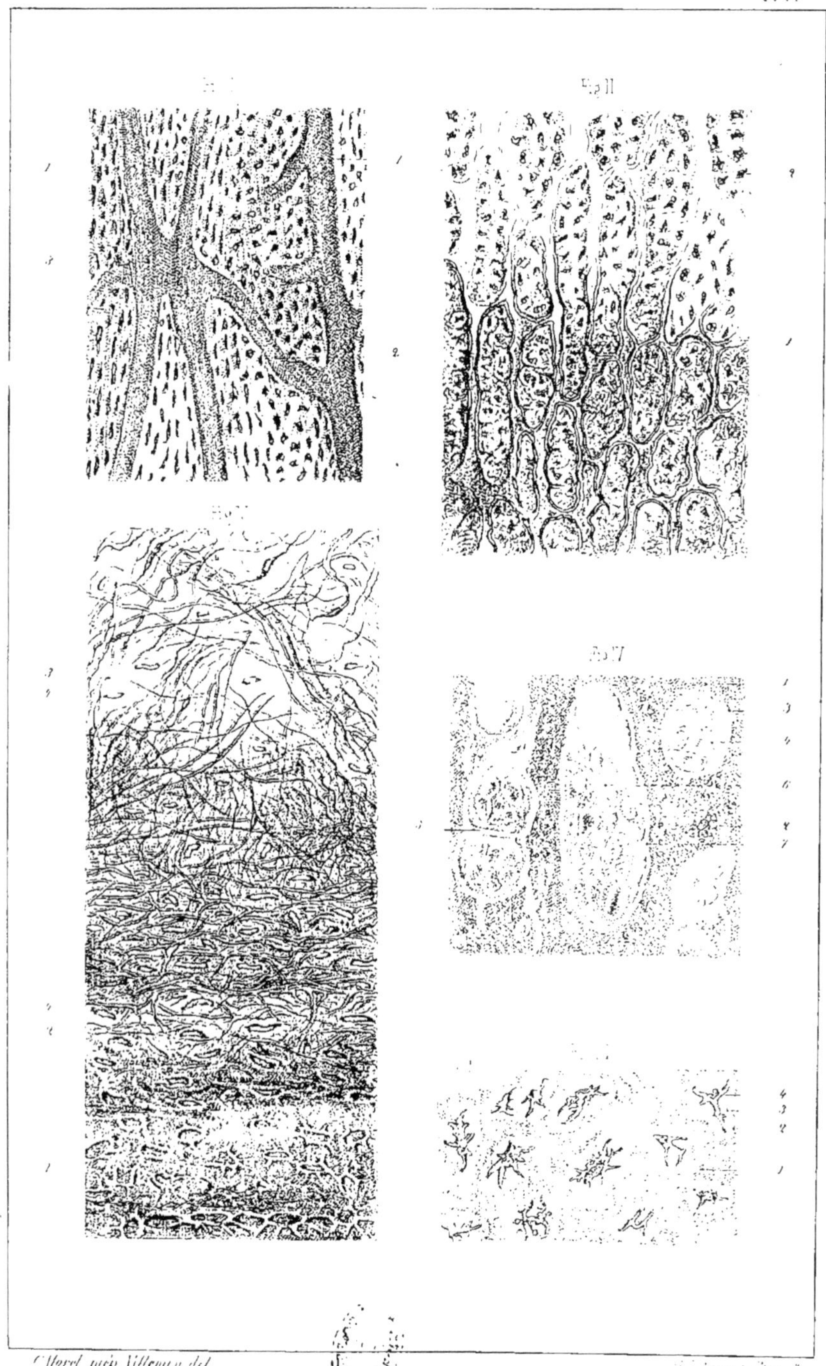

C. Morel prép. Villemin del.

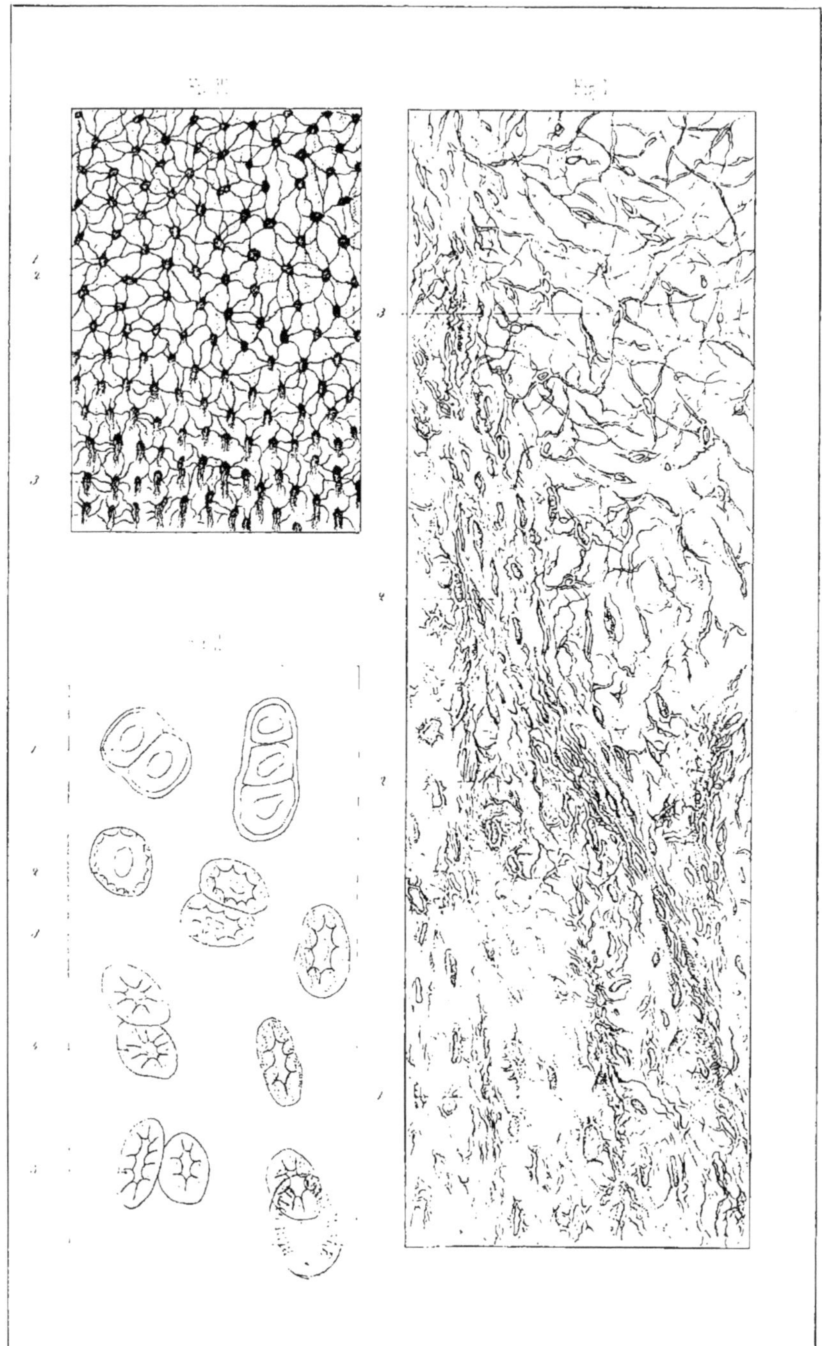

C. Morel prep. Villemin del.

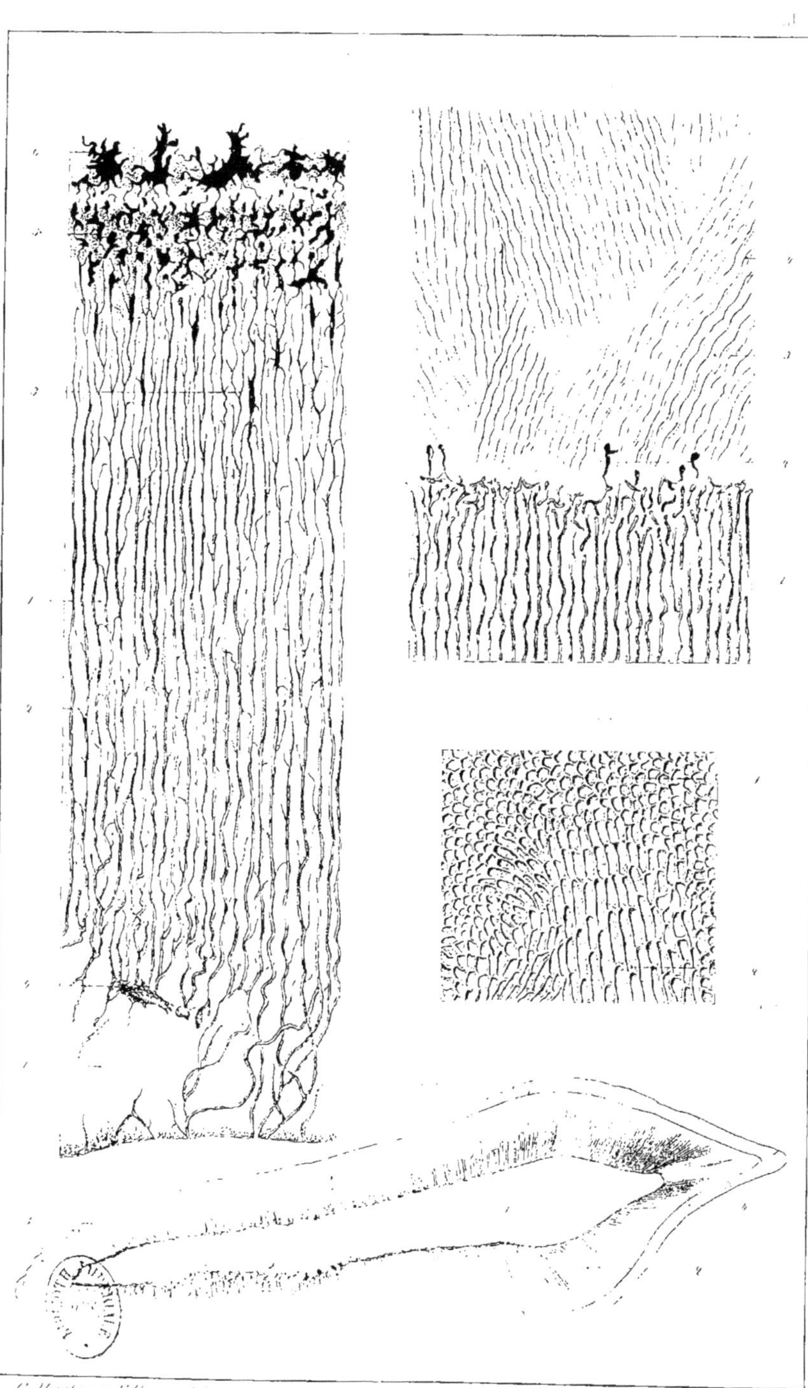

C. Horel prep. Villemin del.

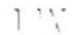

Narel prep. Villemin del.

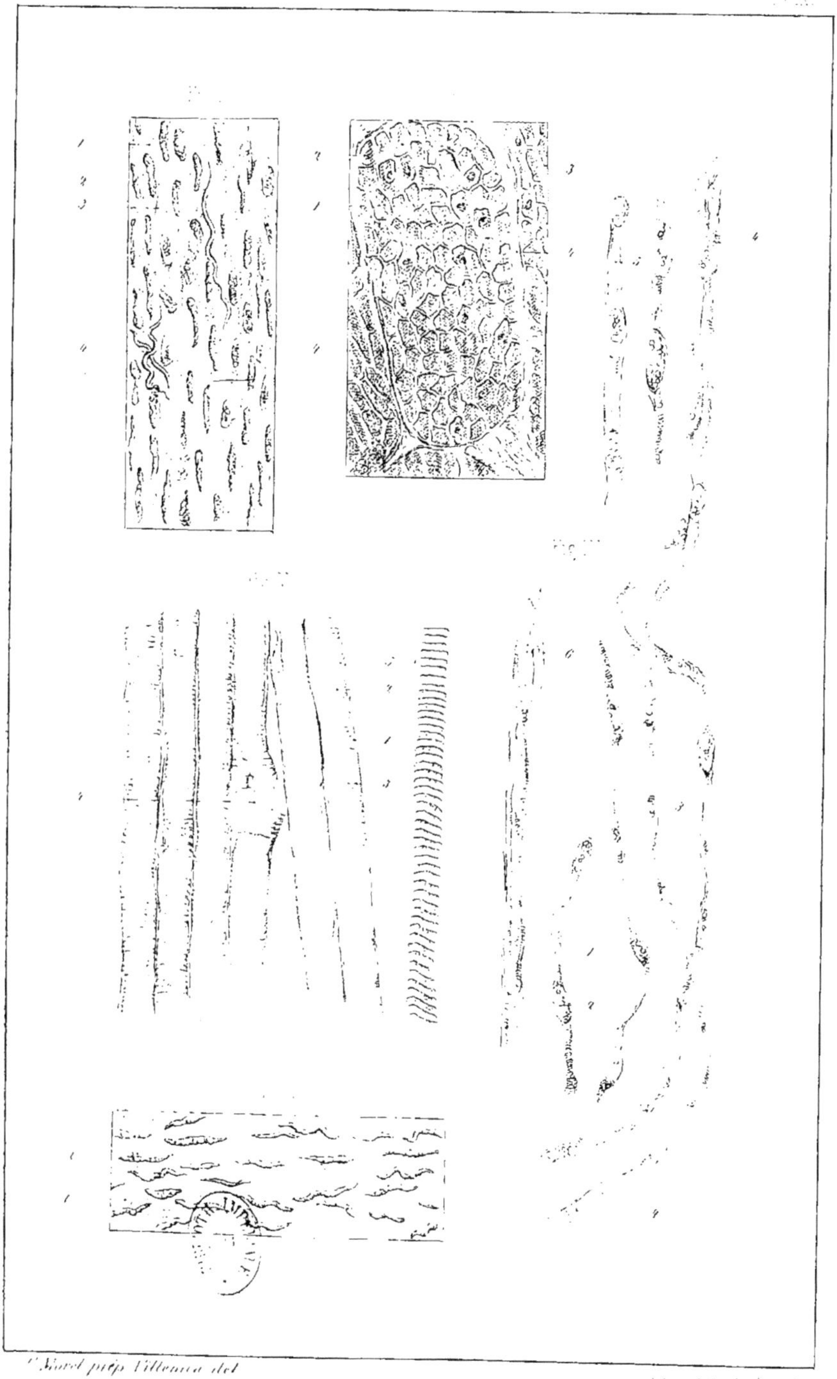

Pl.X

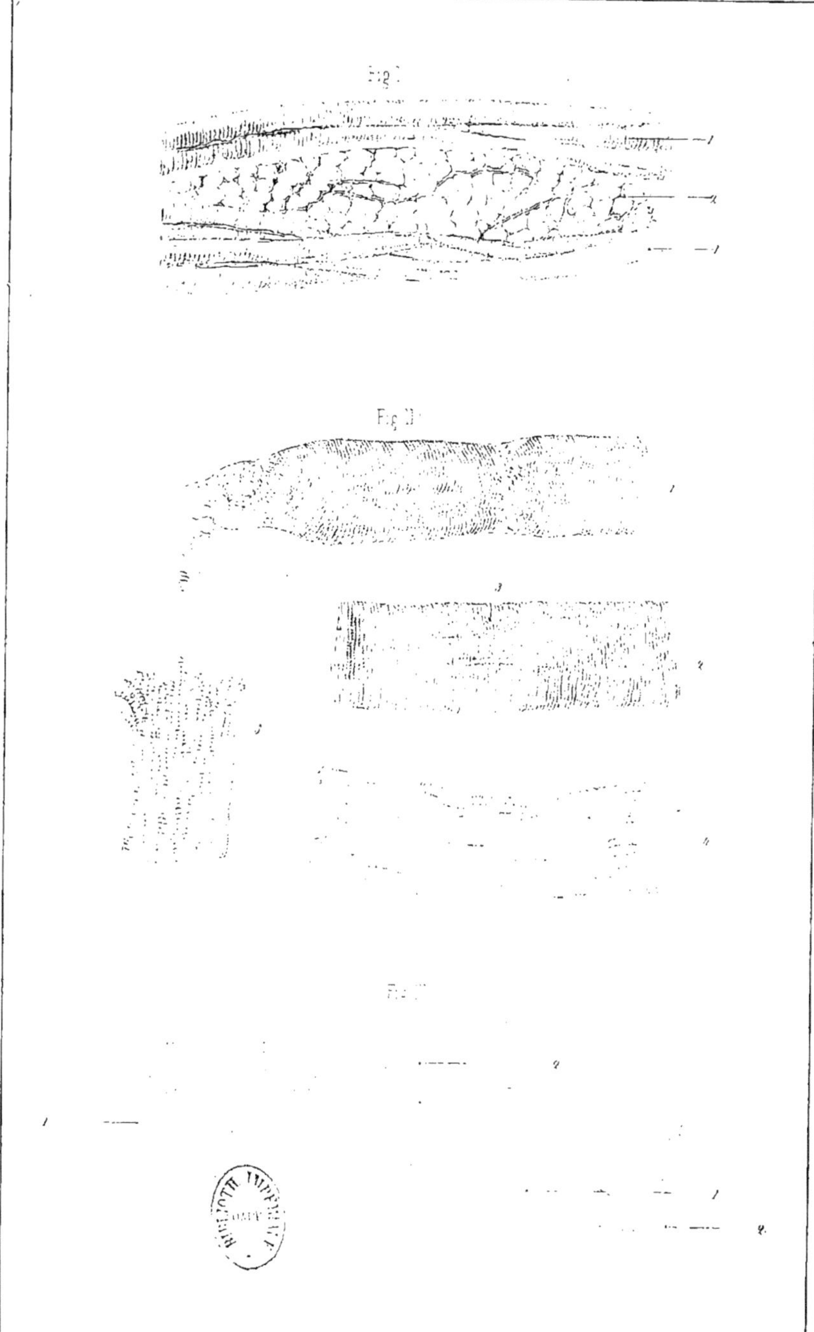

C. Morel prep. Villemin del.

C. Morel prep. Villemain del.

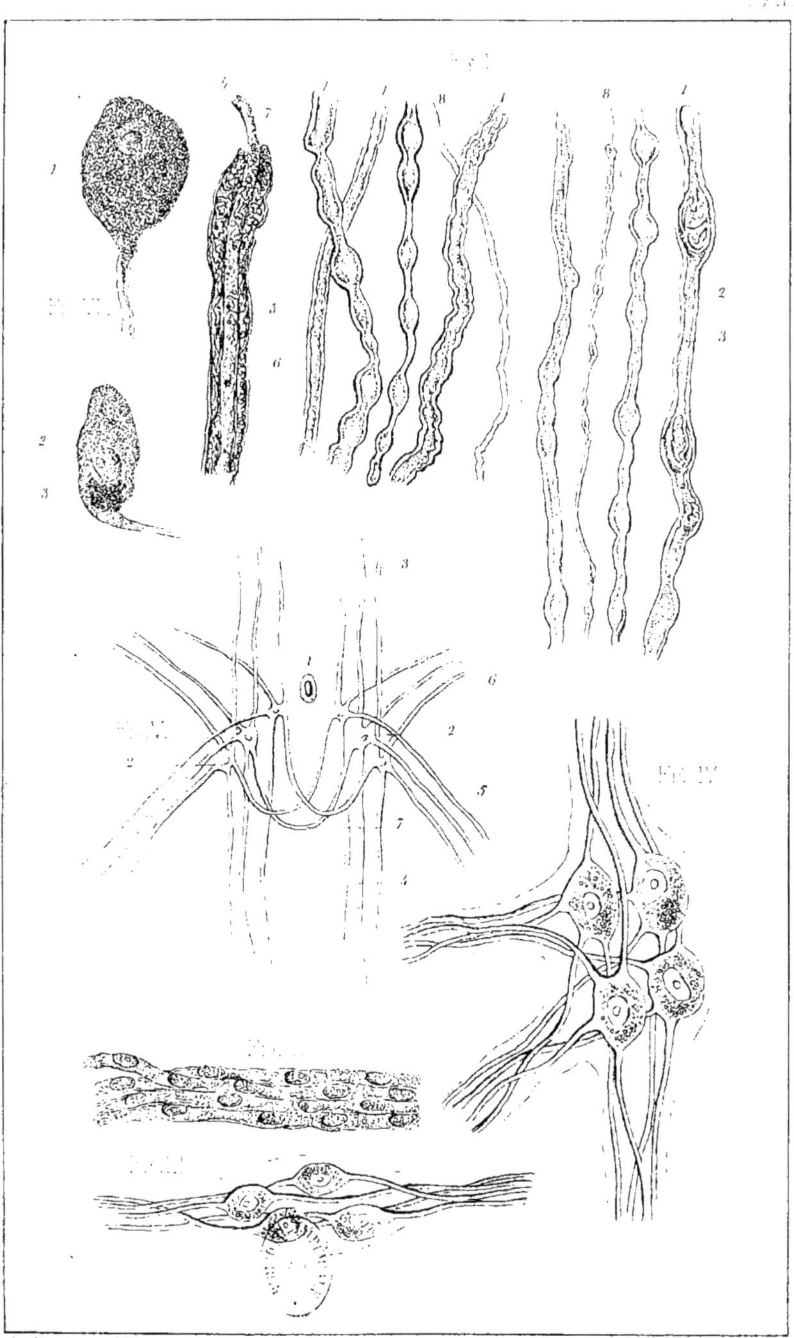

C. Morel prep. Villemin del.

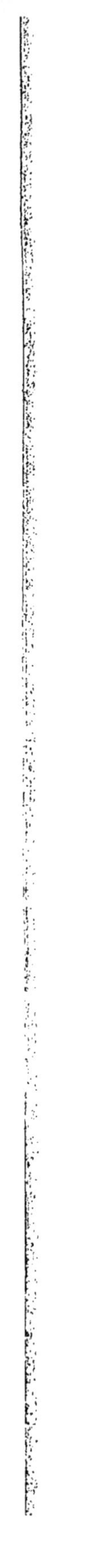

Pl. XII

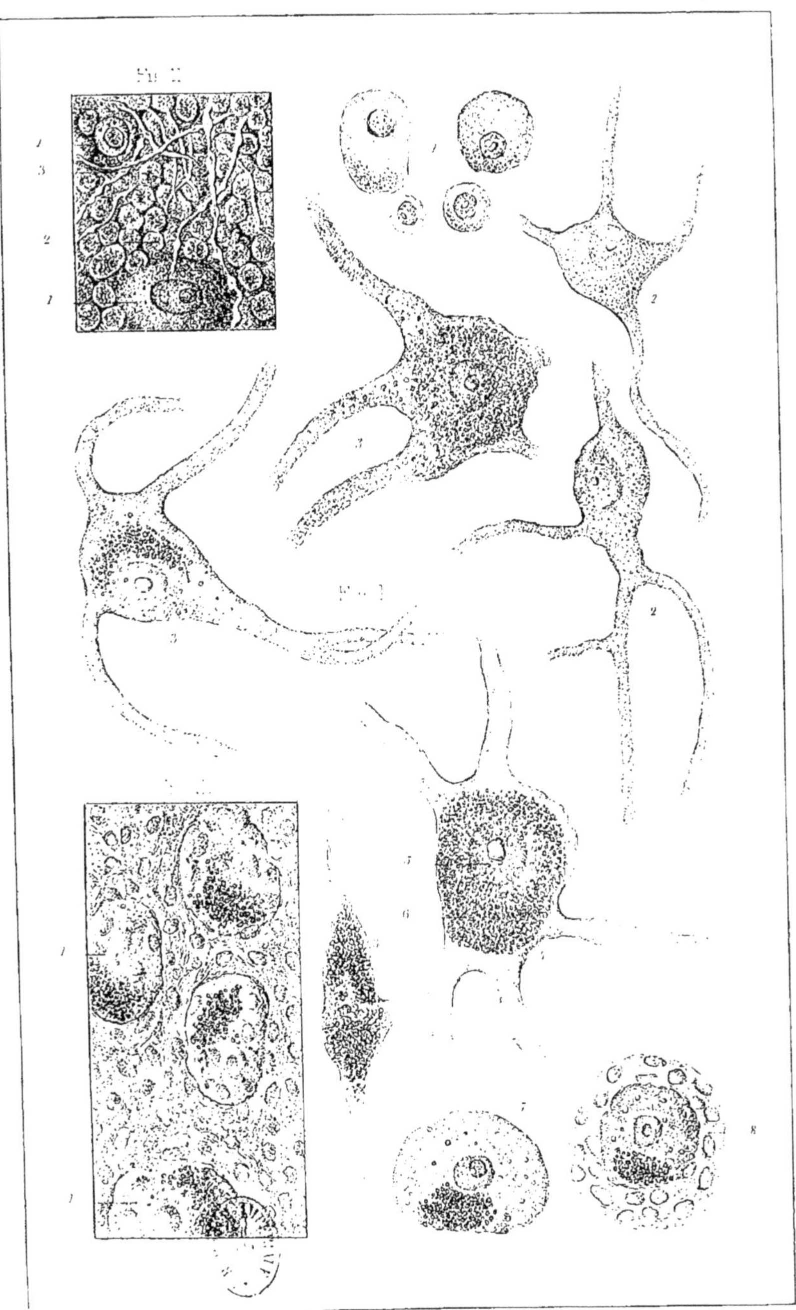

C. Morel prep. Villemin del.

Pl. XIV.

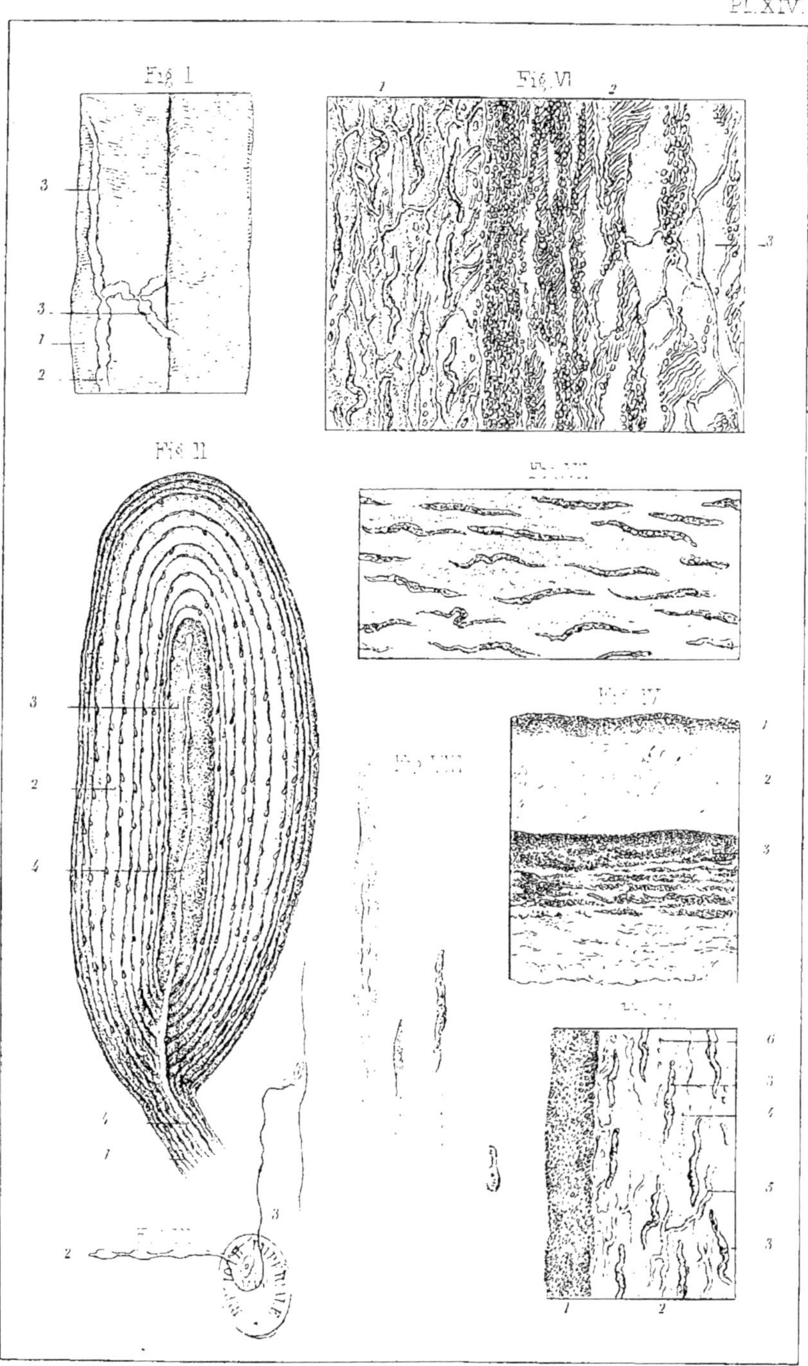

C. Morel prep. Villemin del.

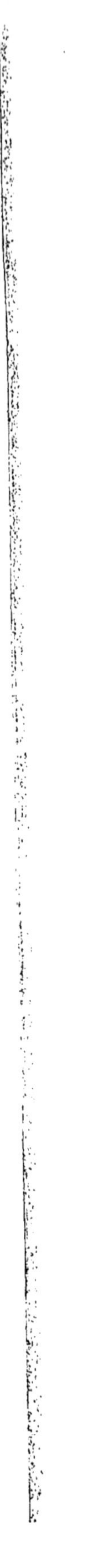

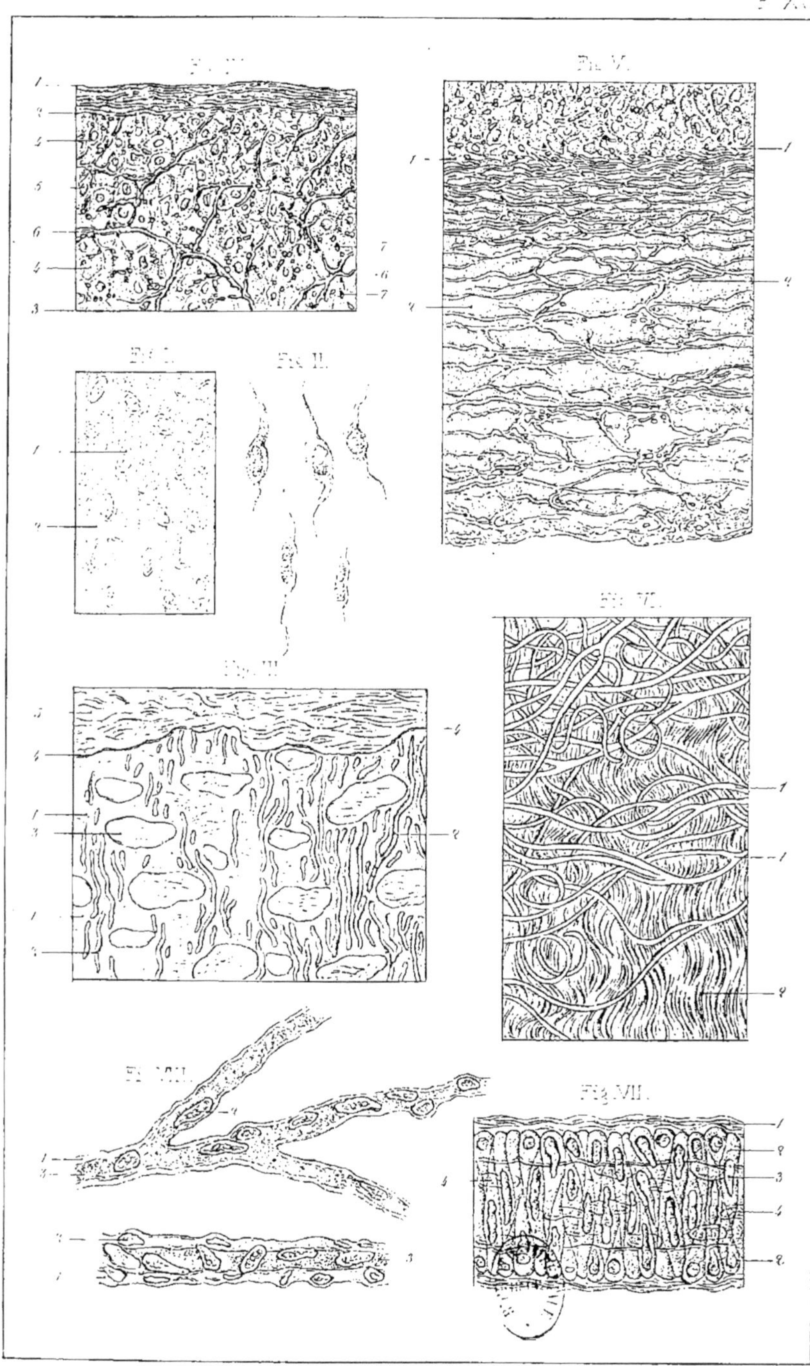

C. Morel prep. Villemin del.

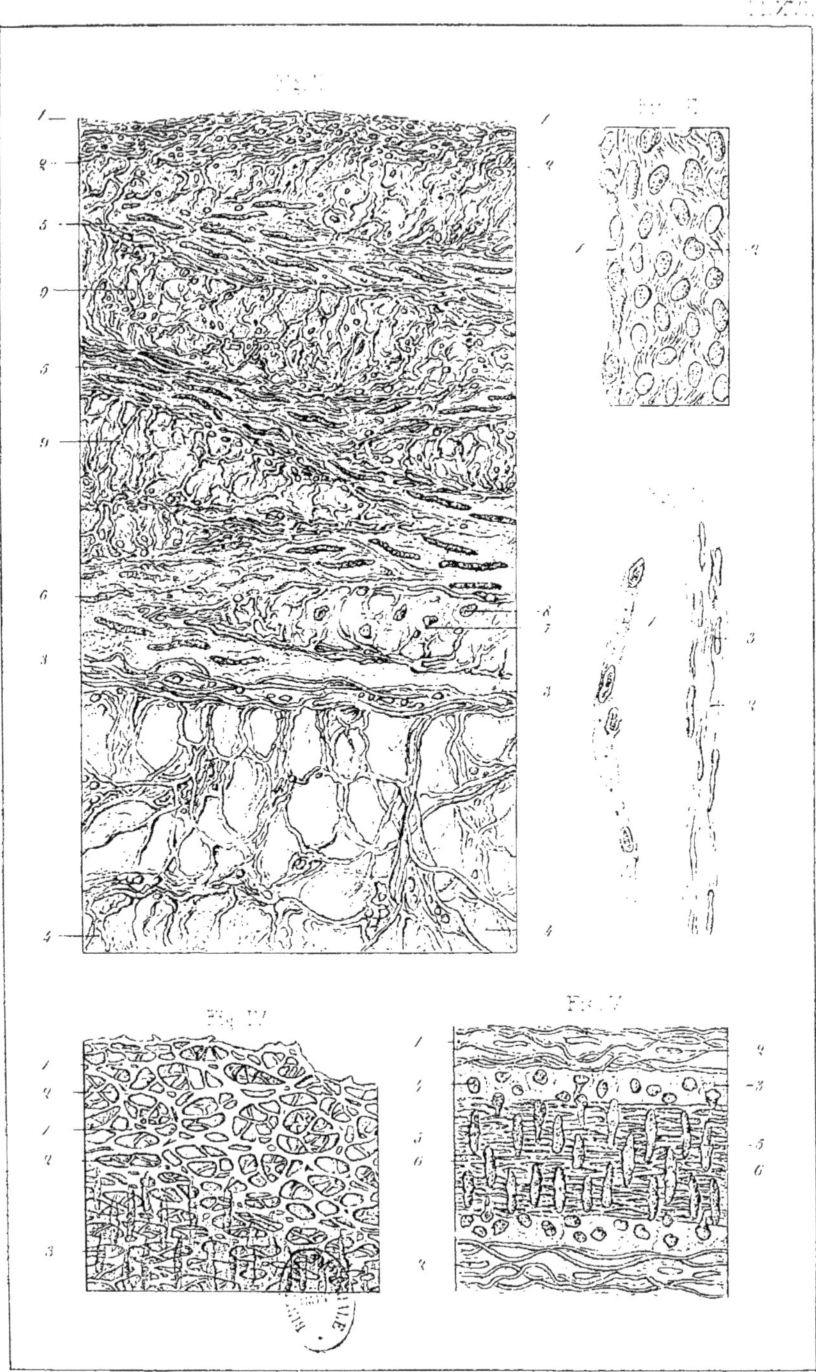

C. Morel prep. Villemin del.

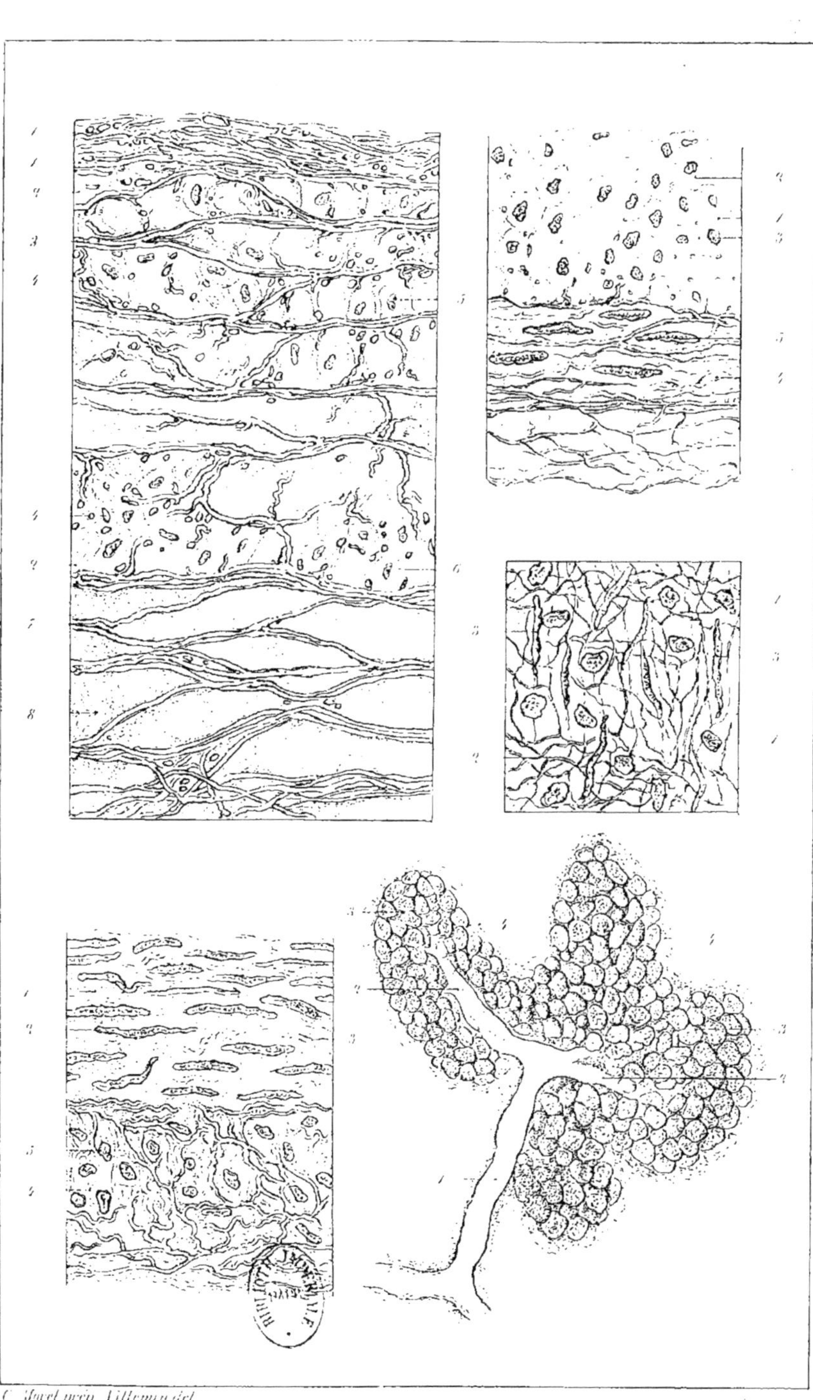

C. Morel prép. Villemin del.

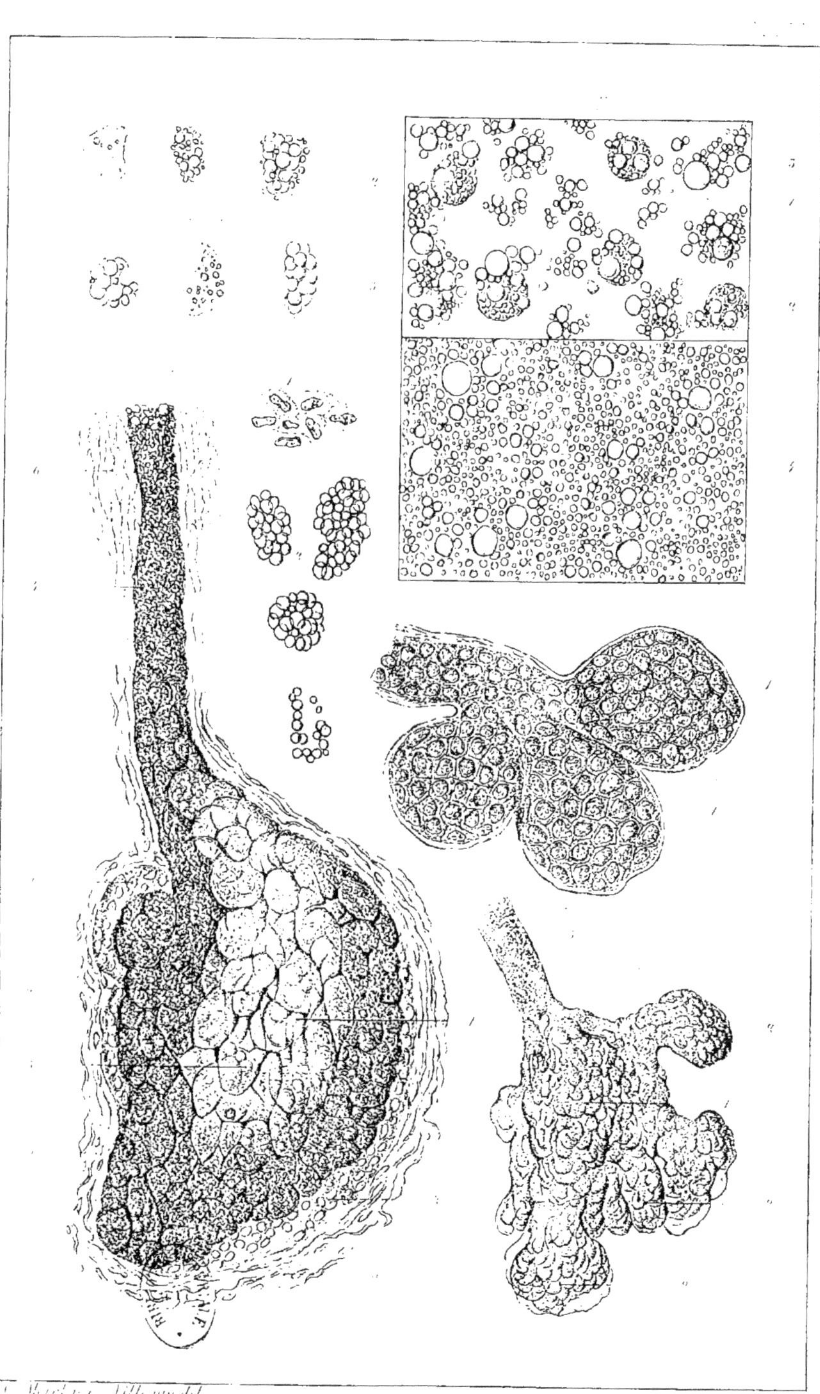

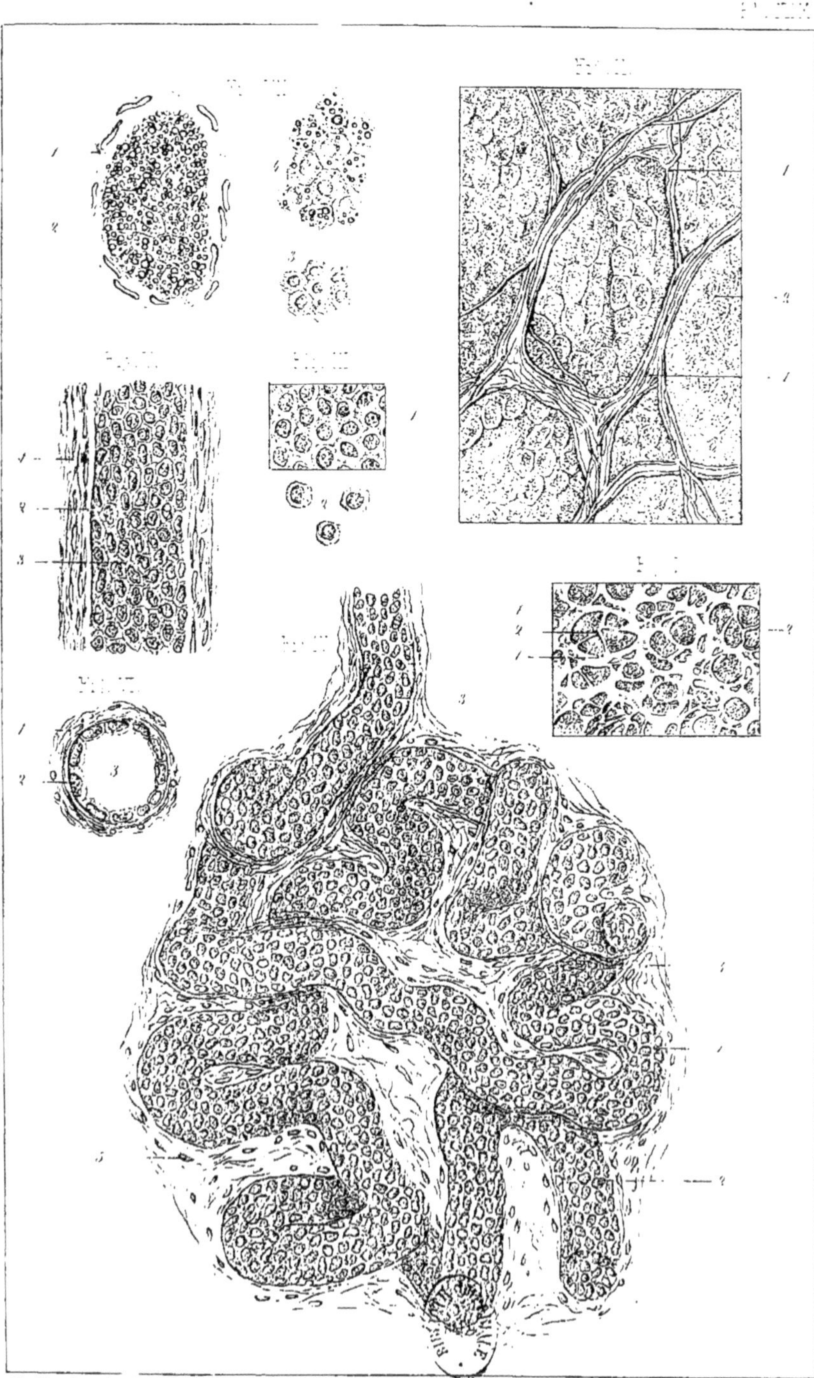

C. Morel prép. Villemin del.

Pl. XX.

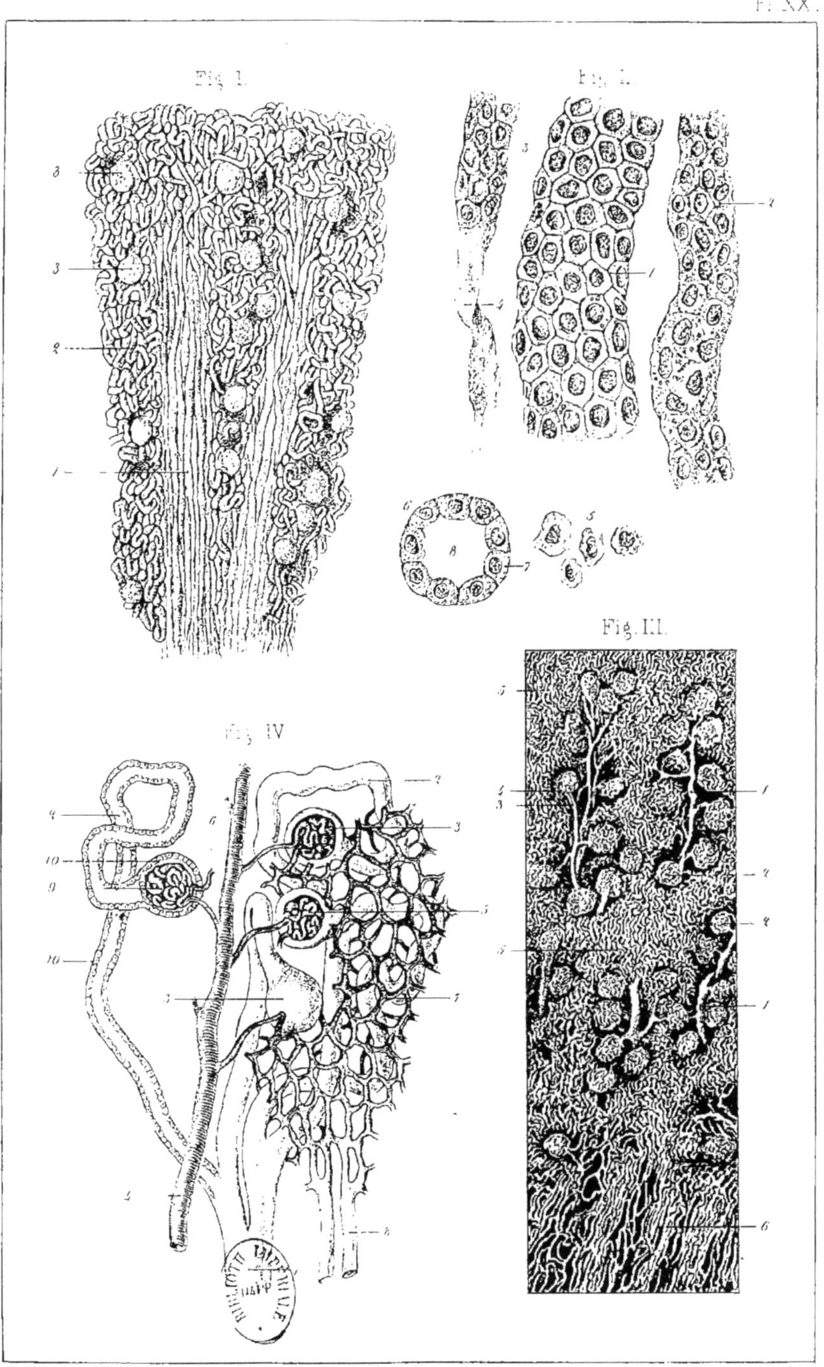

C. Morel prep. Villemin del.

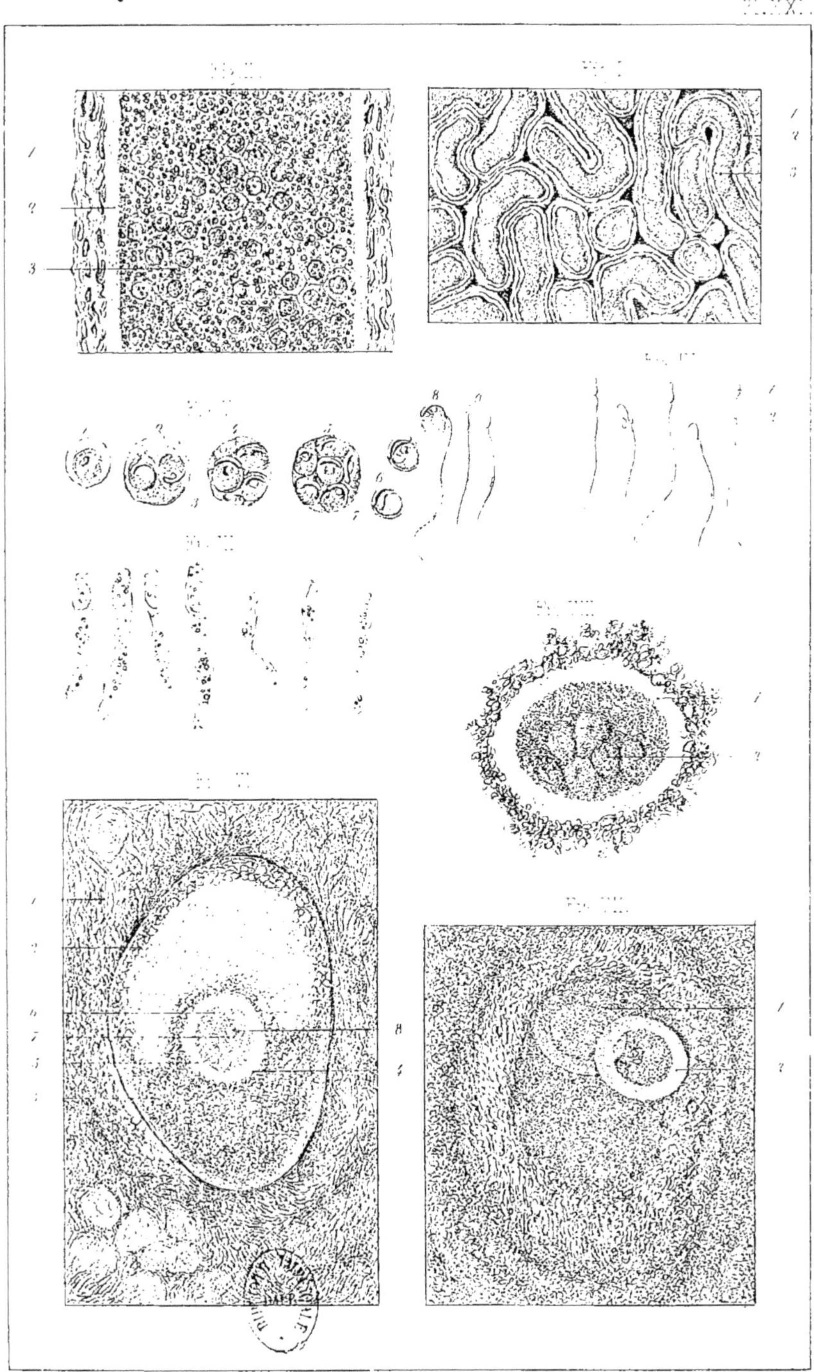

C. Morel prép. – Villemin del.

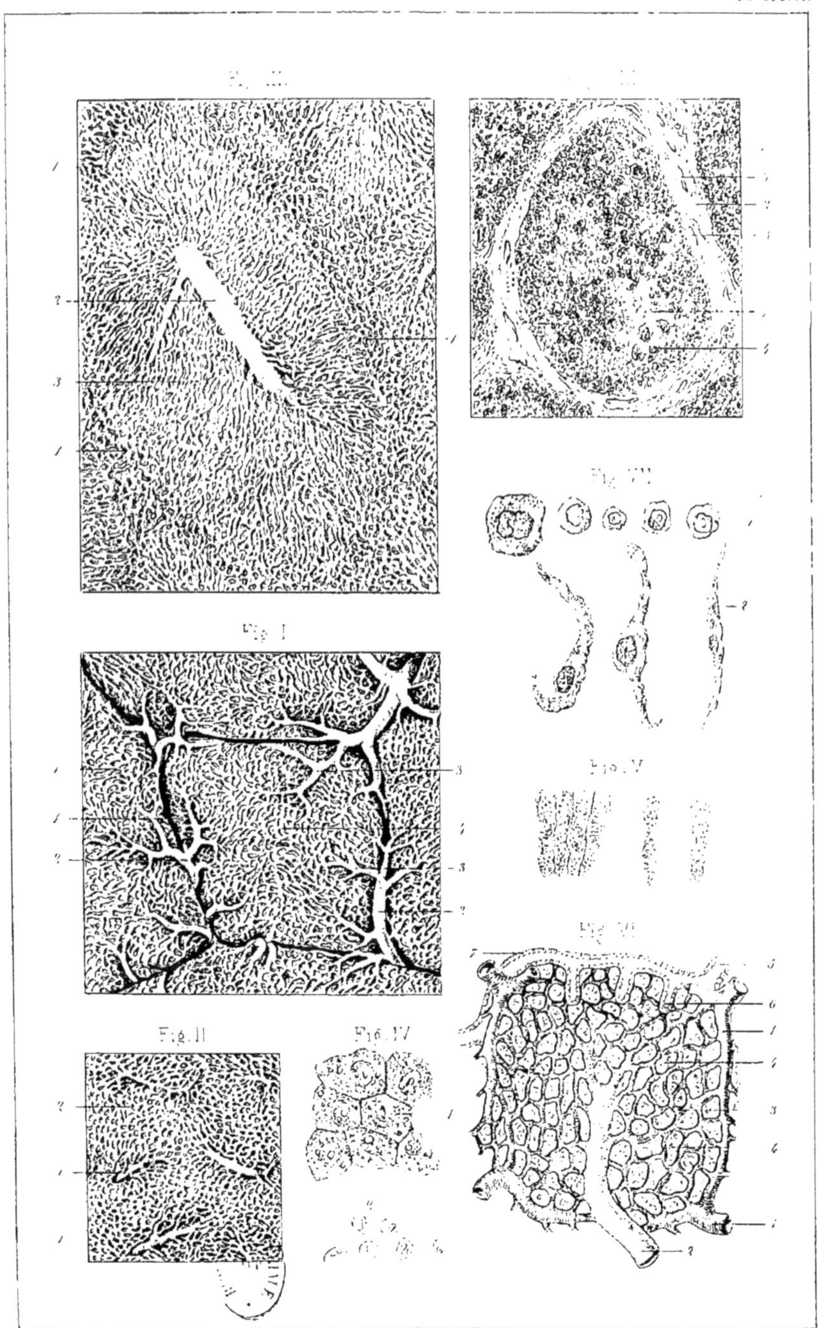

C. Morel prep. Villemin del.

1
9
2
1
3
6
7
4
9
5
8
8
10

1
4
2
3
6
9
5
8
8
7
5

1

2
1
3

C. Morel prép - Villemin del.

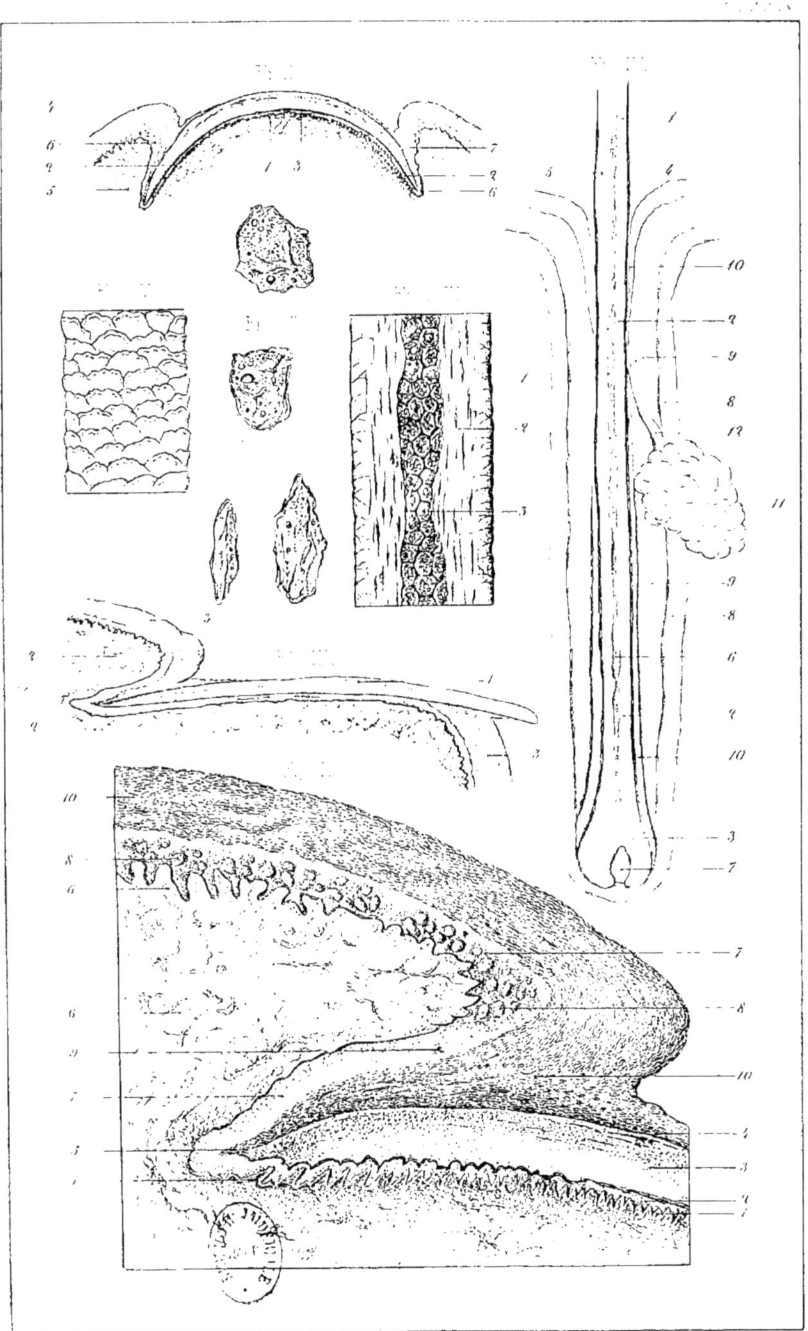

C. Morel prep. Villemin del.

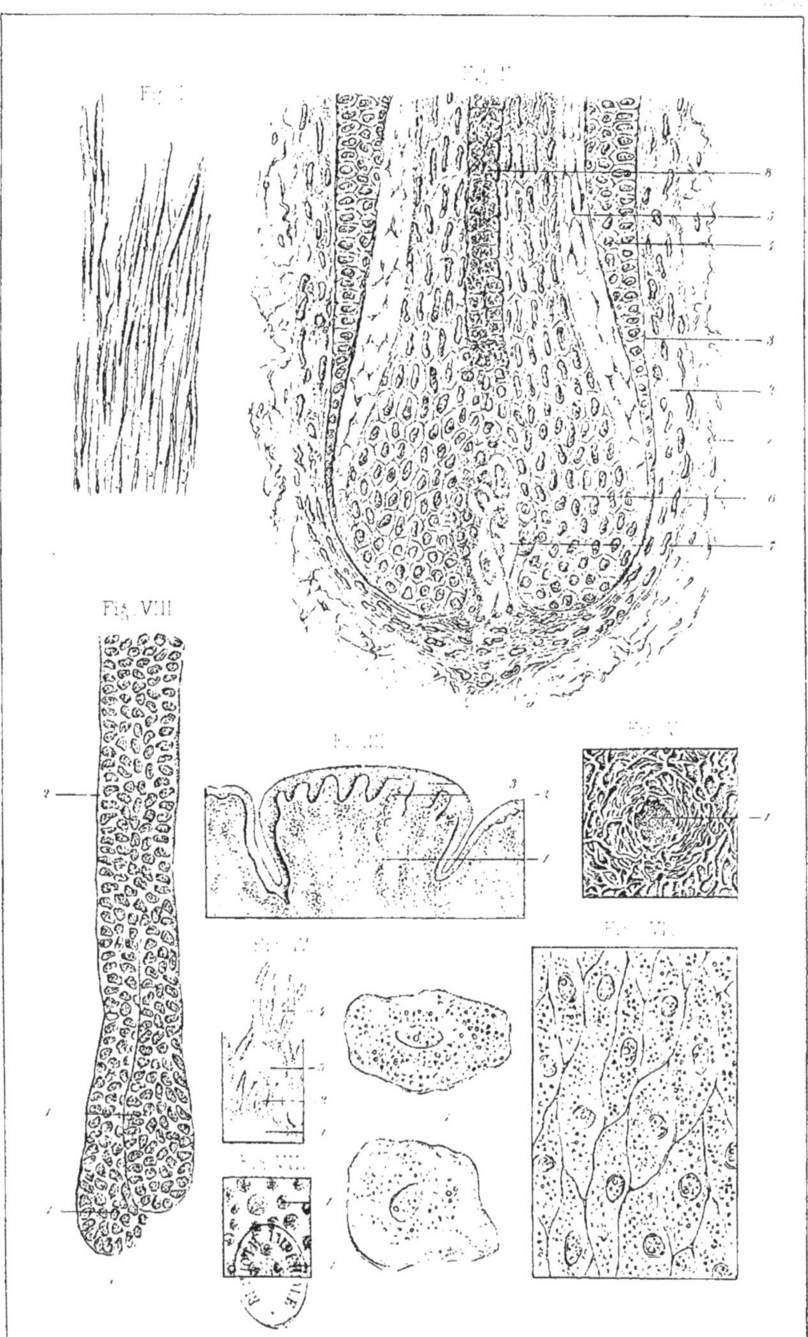
Fig. VIII
C. Morel prep. Villemin del.

Pl. XXVI

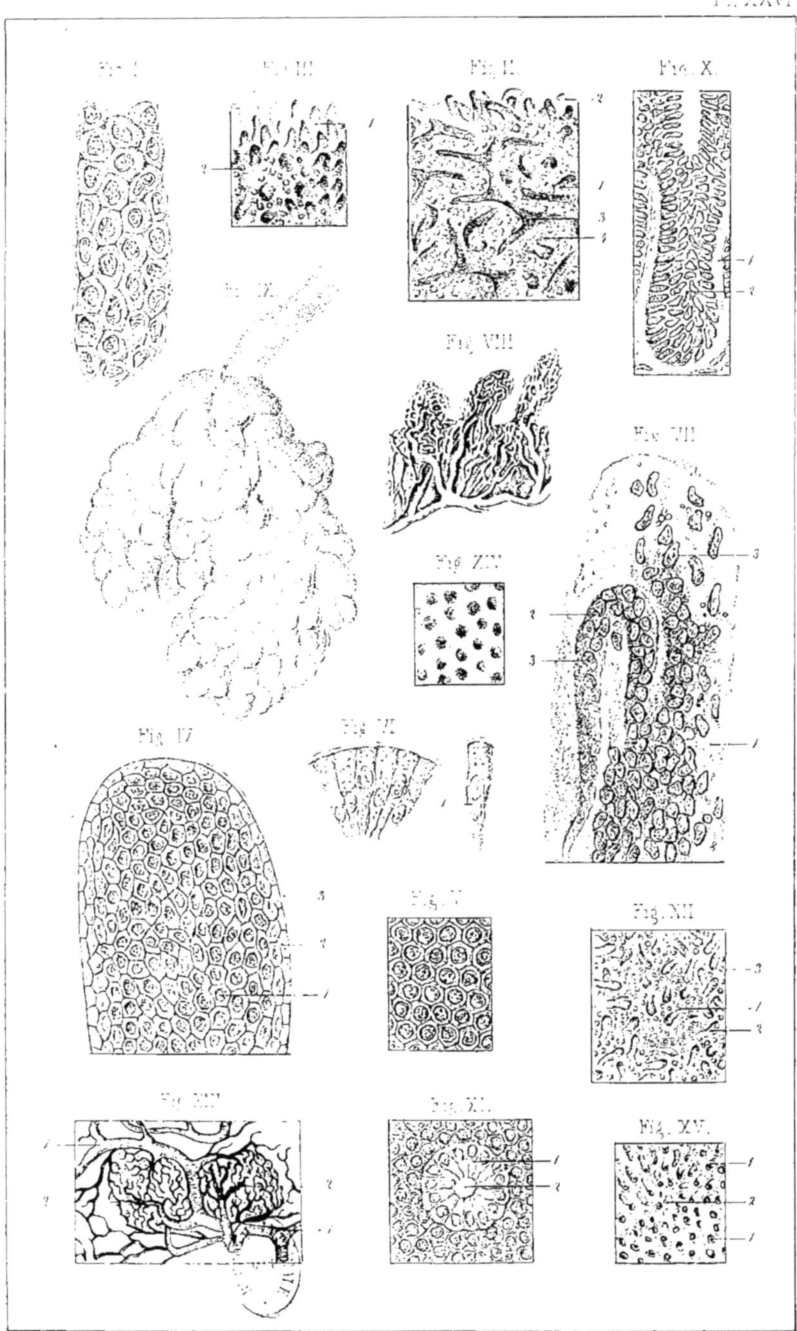

C. Morel prép. Villemin del.

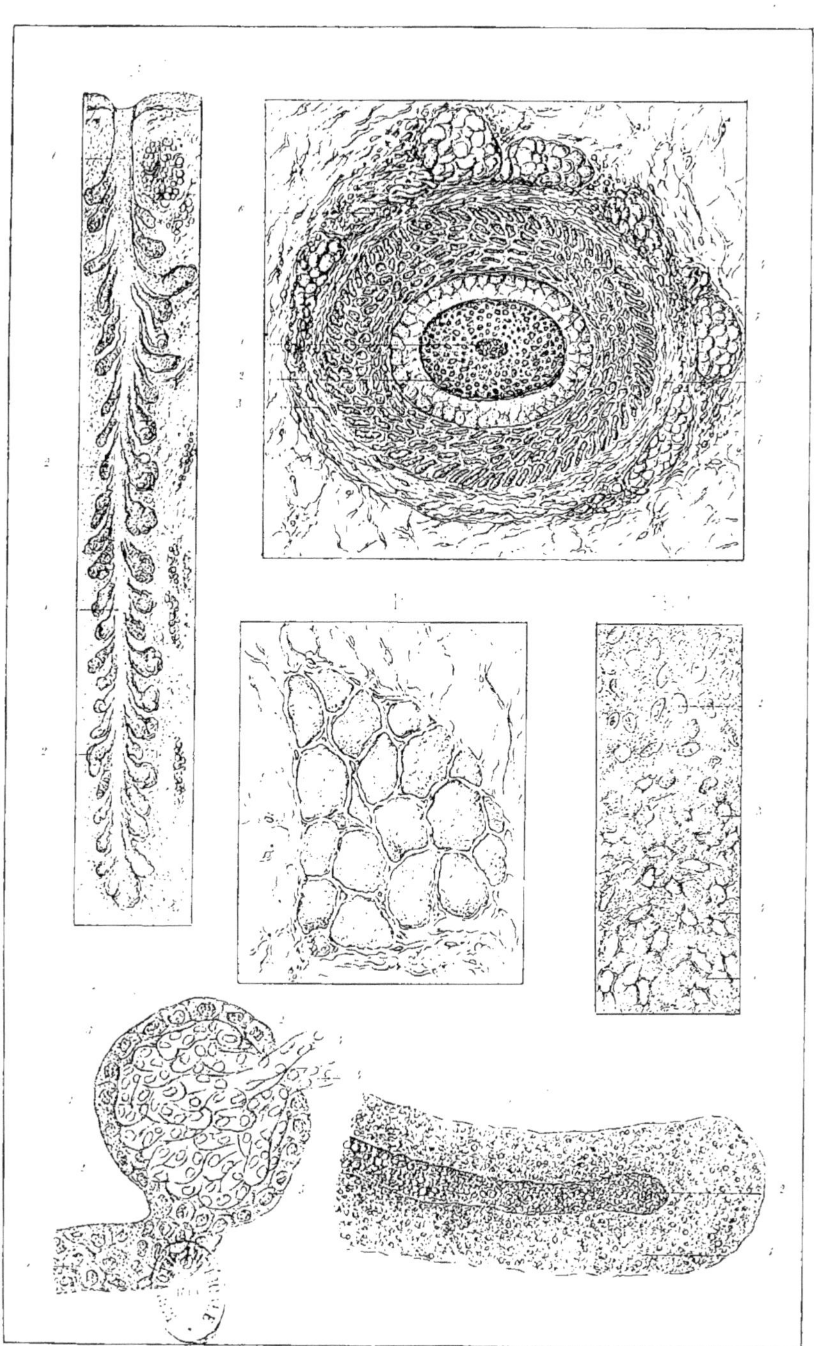

C. Morel prep Villemin del

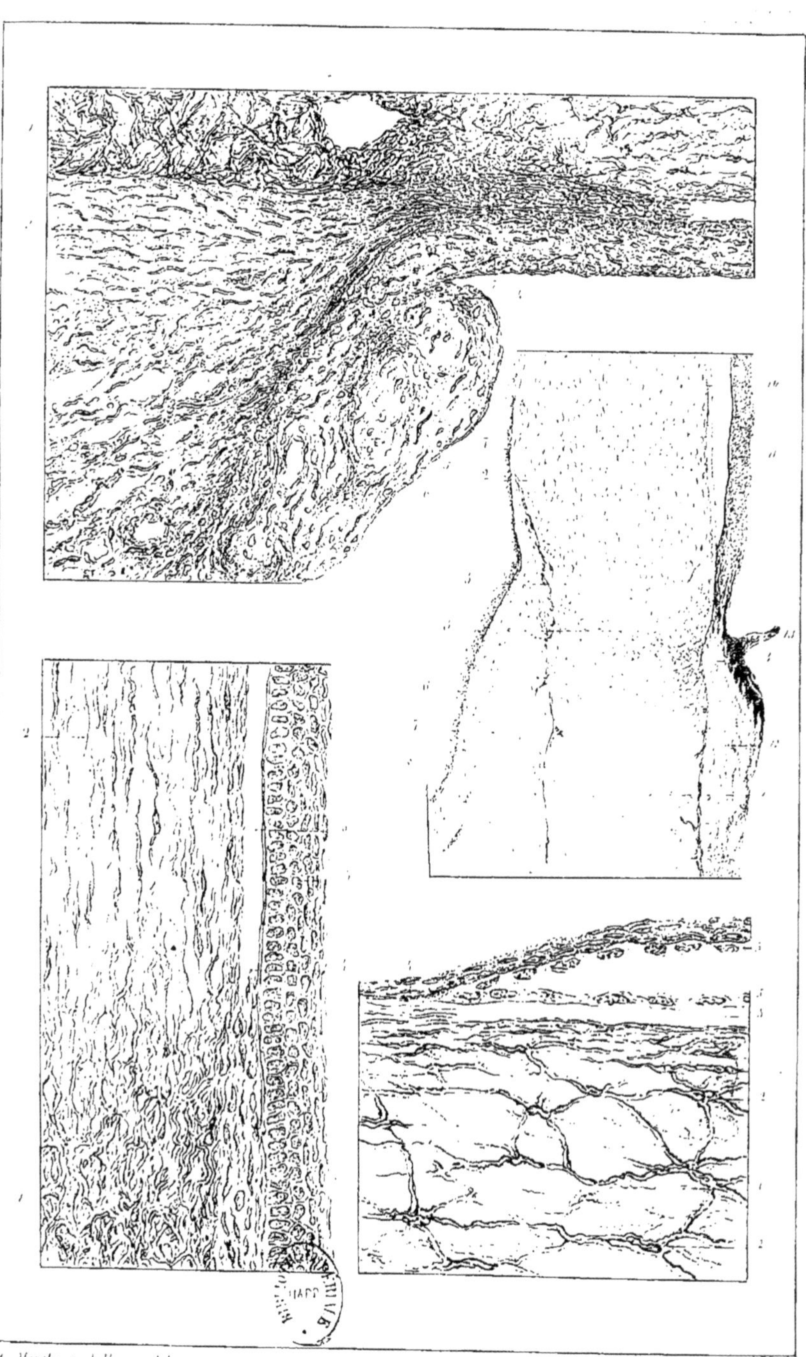

C. Morel p. et Villemin del.

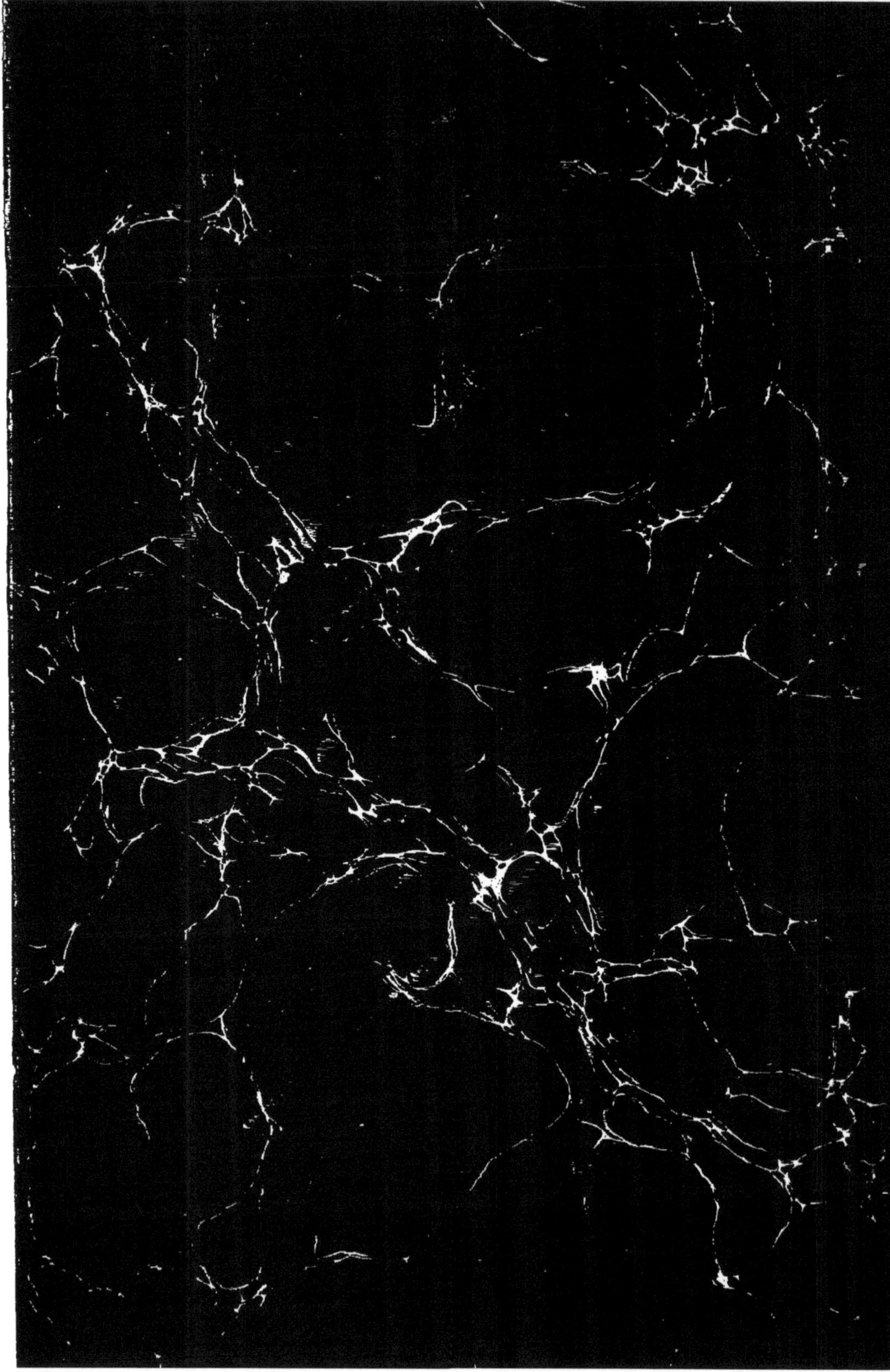

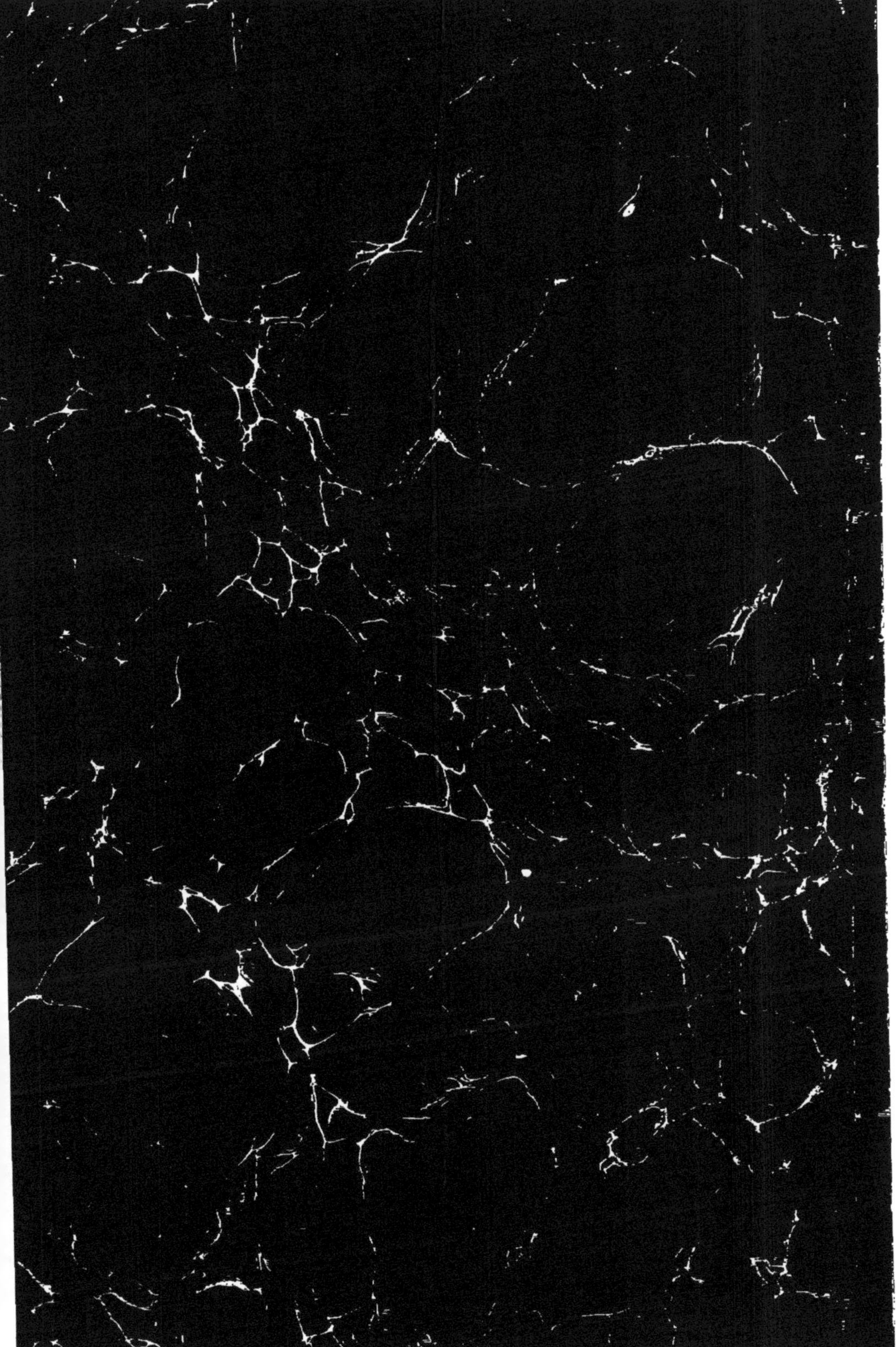

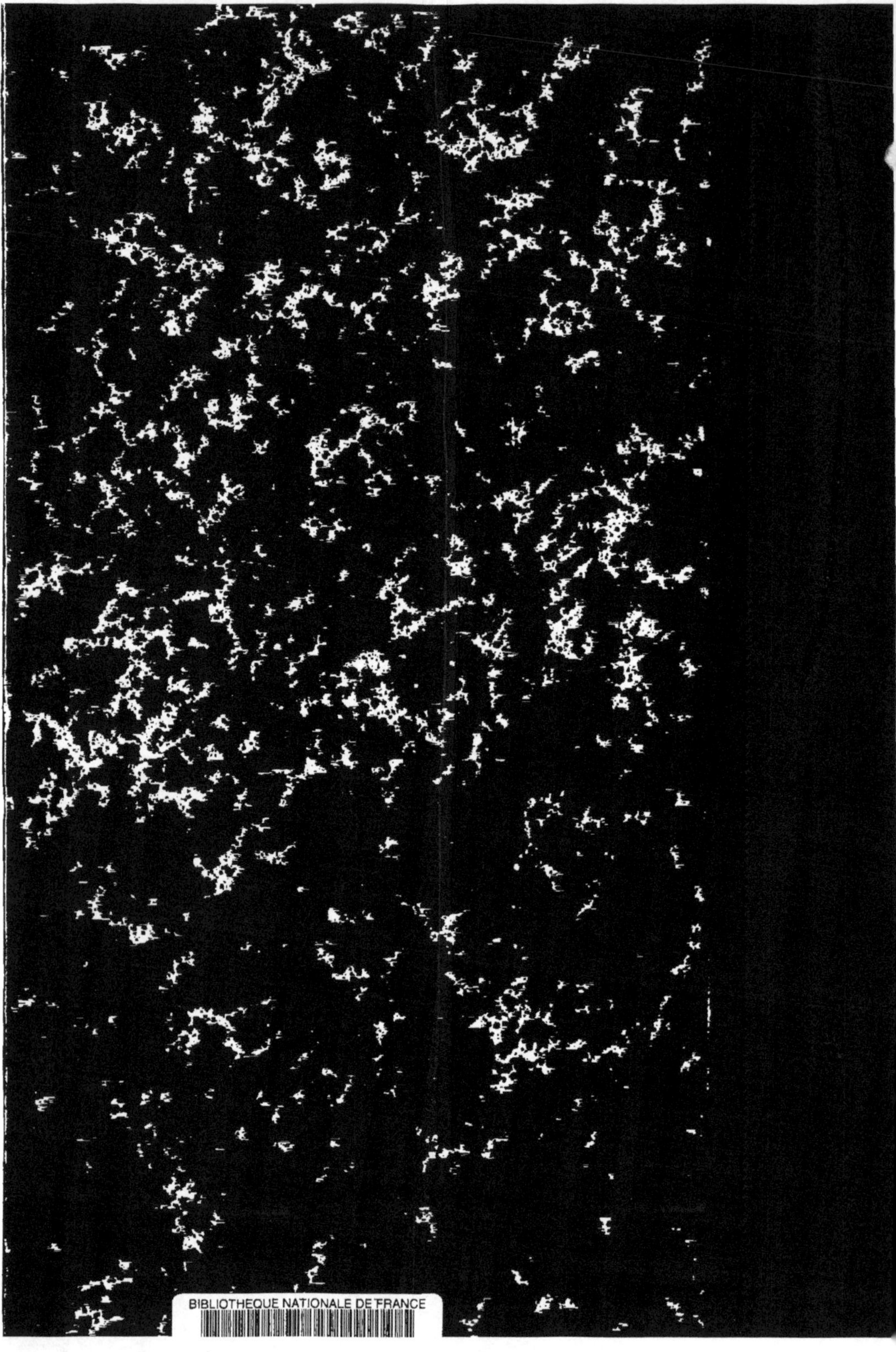

www.ingramcontent.com/pod-product-compliance
Ingram Content Group UK Ltd.
Pitfield, Milton Keynes, MK11 3LW, UK
UKHW020117200726
13856UKWH00002B/591

9 782011 760418